走进中药　感悟神奇

主编◎衣春光　张　凌　史明忠

世界图书出版公司

图书在版编目（CIP）数据

走进中药　感悟神奇 / 衣春光，张凌，史明忠主编
. -- 北京：世界图书出版公司, 2022.12
　　ISBN 978-7-5232-0013-1

　　Ⅰ . ①走… Ⅱ . ①衣… ②张… ③史… Ⅲ . ①中药学
－普及读物 Ⅳ . ① R28-49

中国国家版本馆 CIP 数据核字 (2023) 第 001224 号

书　　　　名	走进中药　感悟神奇
（汉语拼音）	ZOUJIN ZHONGYAO　GANWU SHENQI
主　　　　编	衣春光　张　凌　史明忠
责 任 编 辑	韩　捷
装 帧 设 计	付红雨
出 版 发 行	世界图书出版公司长春有限公司
地　　　　址	吉林省长春市春城大街 789 号
邮　　　　编	130062
电　　　　话	0431-80787850　13894825720（发行）　0431-80787852（编辑）
网　　　　址	http://www.wpcdb.com.cn
邮　　　　箱	DBSJ@163.com
经　　　　销	各地新华书店
印　　　　刷	北京广达印刷有限公司
开　　　　本	787 mm×1092 mm　1/16
印　　　　张	11.75
字　　　　数	164 千字
印　　　　数	1—2 000
版　　　　次	2022 年 12 月第 1 版　2022 年 12 月第 1 次印刷
国 际 书 号	ISBN 978-7-5232-0013-1
定　　　　价	68.00 元

·目录·

第一章

中药——大自然的馈赠

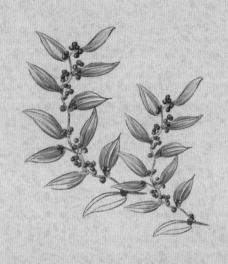

　　中药，取之于自然界，是在中医理论指导下，用于预防、诊断、治疗疾病并具有康复与保健作用的物质，是大自然对人类的馈赠。古往今来，中药在维系人类健康，促进中华民族繁衍生息中发挥了重要作用，成为中医药防病治病的重要手段。

　　我们伟大的祖国，地大物博，人口众多，历史悠久。在这片广袤的大地上，中华子孙用智慧创造和劳作，繁衍、生息，在这一进程中，中医药发挥了重要的作用。劳动人民创造历史的同时，也创造了我国的中医药文化瑰宝。

第一节　中药是怎么来的

劳动创造了人类、社会，同时也创造了医药。中药的发现和应用以及中药学的产生、发展，和中医学一样，都经历了极其漫长的实践过程。

随着历史的递嬗，社会和文化的演进，生产力的发展，医学的进步，人们对于药物的认识和需求与日俱增。药物的来源由野生药材逐步发展到部分人工栽培和驯养，并由动物、植物扩展到天然矿物及若干人工制品。用药知识与经验愈见丰富，记录和传播这些知识的方式、方法也随之由最初的"识识相因""师学相承""口耳相传"发展到文字记载。"本草"一词始见于《汉书》，这是本草史上划时代的一件大事，是中药学形成和发展的重要标志。

一、人类社会的出现

在中国大地上，有人类生存的历史可以追溯到距今 200 万年到 150 万年。根据考古学的研究，在我国云南、北京、重庆、陕西等地都发现了多处不同时期的古人类遗址。当时的原始人通过漫长岁月的反复实践，已经能够制造简单的工具。他们把石头砸成各种粗糙的石器，并已经知道使用火，历史上称，这一时期为"旧石器时代"。原始人要生存下去，必须依靠食物提供营养，而他们的食物来源就是以采集的植物和猎取的动物为主。经过几十万年的历史发展，到了大约距今 1 万年左右，出现了磨制的石器和陶器，人类进入了"新石器时代"。从此以后，部落、朝代相继出现，人类逐渐从野蛮社会进入了文明社会。

二、中药来源于原始人的食物

中药是怎么来的？也许有人会说，有了中医，自然就会有中药。按照这个逻辑，中药是伴随着中医的出现而产生的，但事实上并非如此。中药的起源要比中医早很多。在原始社会时期，我们伟大的祖先在劳动与生活中，通过采摘自然界的食物与狩猎来生存。在这个过程中，他们接触到了植物，并把植物作为食物来享用。在饥不择食的情况下，他们并不知道哪些植物是可食用的，哪些植物是有毒的，只是许多人在反复尝试后，才发现有些植物食用后会出现头晕、呕吐，甚至死亡等现象，同时又发现有些食物在食用后，原有的创伤和病痛减轻了，甚至消除了。古时人们十分聪明，他们通过无数次的试验、观察、亲口尝试，以身试药，逐渐实践、积累，形成了对某些植物可食用的认识，对某些植物能够防治疾病的认识，这就是早期植物药的发现。

进入氏族社会后，使用工具已经成为人们的"日常活动"，这时人类已经可以通过狩猎和捕鱼获取更多的食物，人类由此进入渔猎时代。人们在品尝各类肉食美味的同时，也相应地发现了一些动物具有治疗作用，这就是早期动物药的发现。氏族社会后期，进入农业、畜牧业时代。由于种植、饲养业的发展，人们发现了更多的药物，用药的知识也不断丰富，人们已经开始应用已知的药物尝试一些治疗方法。因此可以说，中药的起源是我国劳动人民长期生活实践和医疗实践的结果。

在汉代的古书《淮南子·修务训》中记载："神农……尝百草之滋味，水泉之甘苦，令民知所避就。当此之时，一日而遇七十毒。"《史记》中也有"神农氏以赭鞭鞭草木，始尝百草，始有医药"的记载。在这些历史文献中出现的"神农尝百草"虽属传说，但客观上却反映了我国劳动人民由渔猎时代过渡到农业、畜牧业时代发现药物、积累经验的艰苦实践过程，也是药物起源于生产劳动的真实写照。而"神农"的人物原型，可能是当时最早、最擅长发掘使用药物的人群的代表。

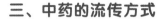

三、中药的流传方式

前面我们说过，原始人在采集野生植物或捕猎动物作为食物的过程中，"药物"逐渐被认识，那这些"知识"是如何流传下来的呢？语言和文字的产生无疑是重要的推手。语言产生以后，原始人可以互相表达思想，这有利于医药经验的流传和积累，于是就有了"药物"的口耳相传。为了让更多人知晓，原始人还发明了结绳契刻。据《易经·系辞》载："上古结绳而治，后世圣人易之以书契。"这里的"后世圣人"一般指黄帝、尧、舜等。当文字出现以后，人们开始在兽骨上镌刻，于是便产生了甲骨文，人们用甲骨文来记载中药的使用经验，这些记载使原始医药经验的传播更为广泛、快捷。

根据上面的分析，我们可以这样认为：人类在寻找食物过程中品尝百草，通过主动尝试，发现有的产生疗效，有的产生中毒反应，从而了解某种植物的药性，知道了它的功效，经过反复实践，逐步淘汰那些疗效差、毒性大的，保留疗效好、毒性小的，这些经验经口耳相传或文字记载形成理论，用理论来指导实践，再用实践检验理论，于是便有了"中药"，并被用来解除病痛、治疗疾病。

四、汤液的出现

时间又过了千百年，人类社会演化到了奴隶社会阶段。这个时候，手工制造行业获得了长足的发展。夏代已有精致的陶釜、陶盆、陶碗、陶罐等陶制器皿，殷商时期，在人们日常生活中，陶器更是得到了广泛使用。同时由于长期的实践与经验的积累，人们对食品加工的认知也不断丰富和提高。划时代的中药制剂——"汤液"出现了。

相传商代伊尹创制汤液。伊尹生活在距今3500年前的商代初年，善于烹饪。后世医书《针灸甲乙经》中说："伊尹以亚圣之才，撰《用神农本草》，以为汤液。"宋代《资治通鉴》也评价伊尹的贡献："闵生民之疾苦，作汤液本草，明寒热温凉之性，酸苦辛甘咸淡之味，清轻浊重，阴阳升降，走十二经络表里之宜。"传说伊尹最初是奴隶主家里的厨师，既精烹饪，又兼通医学。这说明汤液的发明与食物加工技术的提高是密不可分的。汤液的出现，使人们在治疗中不用咀嚼吞咽各种味道苦涩难咽的药材，而且通过煎煮，减轻了药物毒性，提高了疗效，还促进了复方药剂（多种药材共同入药）的发展。因此，汤剂作为中药最常用的剂型之一得以流传，并得到不断的发展。

第二节 中药的分类

一、按物质来源分

1. 植物类中药

植物类中药是以植物全草、部分器官组织或分泌物等供药用的一类中药的总和。植物药包括菌类、藻类、地衣类、苔藓类、蕨类和种子类等，是中药资源中种类最多的一类，约占全部中药资源的85%以上。其中种子植物是我国药用植物资源的主体，按药用部分分为根、茎、叶、花、果、种子和全草七个部分。种子植物包括裸子植物和被子植物两个亚门，其中被子植物亚门的药用种类十分庞大，约占药用种数的99%。

2. 动物类中药

动物类中药是以动物的整体或某一部分、动物体的生理或病理产物以及动物体的加工品等供药用的一类中药的总和。动物类中药又称动物药。供药用的动物体的生理或病理产物包括分泌物或排泄物。动物药约占中药资源总量的10%。动物类中药在中国的应用历史悠久，

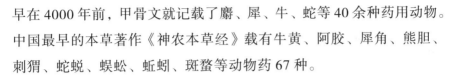

早在 4000 年前，甲骨文就记载了麝、犀、牛、蛇等 40 余种药用动物。中国最早的本草著作《神农本草经》载有牛黄、阿胶、犀角、熊胆、刺猬、蛇蜕、蜈蚣、蚯蚓、斑蝥等动物药 67 种。

3. 矿物类中药

矿物类中药是以原矿物、矿物加工品、动物化石等供药用的一类中药的总和。矿物类中药又称矿物药。在漫长的地质历史演化中，地壳的构造运动、岩浆侵入、火山喷发、江河湖海的沉积，形成了丰富而多种多样的矿产资源。矿物类中药也有悠久的使用历史，中国最早的本草著作《神农本草经》收录矿物药 22 种，《本草纲目》中矿物类药归入金石部和土部，分别收录了 133 种和 61 种。

二、按生产来源分

1. 野生中药

野生中药是指在自然状态下繁育、生长的各种植物类和动物类中药资源，以及自然存在的矿物药资源。通常指药用动植物的自然资源，又称野生中药资源。常用动植物类中药材中约有 60% 的种类主要源于自然资源，如连翘、淫羊藿、酸枣仁、金钱草、野菊花、紫草等。由于社会需求不断增加、不合理开发利用和生态环境改变，多数自然中药资源蕴藏量急剧下降，有些种类甚至濒临灭绝。

2. 人工种植中药

人工种植中药是通过栽培、养殖或培养等方式培育出的中药资源。人工种植的药用植物资源又称栽培资源或家种资源。由于野生资源不能满足现代快速增长的药用需求，人们逐渐将某些野生药用生物进行驯化，实施家种或家养，人工种植中药现以达到 200 多种，占市场流通用量的 70%—80%，如人参、黄芪、当归、白术、白芍、党参等，并且仍在不断增加。多数人工培育的中药资源质量和野生资源没有显著差别，也有少数存在一定差异。

3. 加工合成中药

加工合成中药是由动物、植物和矿物等原料通过加工制成的中药资源。这种中药在某种意义上已经接近于制剂（中成药）了。例如植物经发酵制成曲剂，如六神曲、建曲、沉香曲等；对动物胶体蛋白质的熬炼，如阿胶、龟板胶、鹿角胶等。矿物如用升华法制成的红升丹、白降丹等。

第三节　中药的产地与道地药材

一、广阔中华大地药用资源丰富

我国是一个使用中药（包括草药）历史悠久的国家，并且是一个有一套中药使用理论和方法的国家。我国地域广阔，中药资源丰富；中药品种繁多，使用面广；我国人口众多，中药使用量极大。因历史条件和科学水平所限，到目前为止，不论从总体中药来讲，还是从具体中药来讲，我国在中药利用的充分性，尤其在综合性上，潜力极大。

二、中药分布受地形与气候影响

中药的分布和生产，离不开一定的自然条件。我国土地辽阔，纵横万里；地形复杂，江河湖泊、山陵丘壑、平原海域杂陈；水土、气候、日照、生物分布等生态环境各不相同，甚至南北东西迥异。因而各种药材的产量和质地均带有明显的地域性。宋代寇宗奭说："凡用药必须择土地所宜者，则药力具，用之有据。"古人经过长期观察、使用和比较，总结出同一种药，因其产地不同，质量也各异的规律。如四

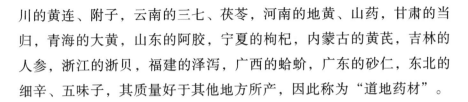

川的黄连、附子，云南的三七、茯苓，河南的地黄、山药，甘肃的当归，青海的大黄，山东的阿胶，宁夏的枸杞，内蒙古的黄芪，吉林的人参，浙江的浙贝，福建的泽泻，广西的蛤蚧，广东的砂仁，东北的细辛、五味子，其质量好于其他地方所产，因此称为"道地药材"。

三、产地与中药的质量和疗效关系

中药质量的优劣与许多因素有关，产地是影响中药质量的重要因素之一。中药有效成分的形成和积累与其生长的自然条件有着密切的关系。我国疆域辽阔，地跨寒、温、热三带，自然地理环境复杂，各地的水土、日照、气候、生态环境各不相同，南北差异大，从而为各种药材的生长提供了有利的条件。《神农本草经》载："土地所出，真伪陈新，并各有法。"《本草经集注》指出："诸药所生，皆有境界。"这些传统理念都充分说明产地与药材质量的相关性。我国土地辽阔，同种药材会因产地不同（土壤、气候、光照、降水、水质、生态环境的各异）造成药材质量上的差异。比如防风产于东北及内蒙古，引种到南方后，其药材常分枝，且木化程度增高，与原有的性状特征相差很大；葛根因产地不同成分变化幅度较大（5—6倍），葛根素的含量1.04%—6.44%，总黄酮的含量1.42%—7.88%。这些直接影响中药质量的可控性，也会导致临床疗效的差异。

四、道地药材的含义

《本草衍义》载："凡用药必须择土地所宜者，则药力具，用之有据。"由此可知，历代医家对道地药材应用均非常重视。道地药材，是指在特定地域、通过特定生产过程所产生的，较其他地区所产的同种药材品质佳、疗效好的药材。这些药材历史悠久、产地适宜、品种优良、产量丰富、炮制考究、疗效突出。道地药材的产出区域也称道地产区，其命名通常以"地名＋药材名"的方法表示，如川贝母、怀山药、广藿香等。

在古往今来的中药材生产与贸易过程中，我国各地逐渐形成了一些药材集散地。这些地区交通方便，既靠近产区，又属经济活跃地区，成为经营道地药材的核心区域。清代以来，逐渐形成了各个区域道地药材的派别，并给予一定的区域称谓，如关药、怀药、广药、川药、云药等。

现将临床开具处方时经常出现的道地药材分述如下：

四川：川黄连、川芎、川乌、川附子、川续断、川贝母、川牛膝、川楝子、川杜仲、川巴豆、川木香、川郁金、使君子等。

浙江：杭白芍、杭菊花、浙贝母、延胡索、台乌药、山茱萸、麦冬、玄参、防己等。

河南：怀地黄、怀山药、怀牛膝、怀菊花，禹白附、天南星等。

广东：广陈皮、广藿香、砂仁、益智仁、高良姜、郁金、槟榔、巴戟天、草豆蔻等。

甘肃：当归、大黄、甘草、黄芪等。

湖北：蕲蛇、蕲艾等。

云南：三七、茯苓等。

安徽：宣木瓜、滁菊花、凤丹皮等。

福建：泽泻、乌梅、莲子、建曲等。

江苏：苏薄荷、苍术、太子参、板蓝根、明党参等。

广西：肉桂、三七、蛤蚧、茴香等。

辽宁：五味子、细辛、黄柏等。

山东：阿胶等。

其他如吉林的人参、鹿茸，山西的潞党参，陕西的酸枣仁，山东的北沙参，宁夏的枸杞子、银柴胡，内蒙古的麻黄、肉苁蓉，贵州的天麻等，历来都是著名的道地药材。

但是，"道地"并非一成不变，现在也不能用老眼光来看待它。例如，细辛在古代原是以华细辛（今陕西华阴）为道地的，现代则以北细辛（辽宁）为上品；地黄的产区曾有以陕西、江苏、浙江等处为佳的说法，

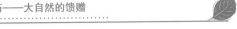

到了明代《本草纲目》时，则以怀庆（河南沁阳、武陟）为道地了。

第四节 中药的命名

中药来源广泛，品种繁多，名称各异，其名称是我国中医药学家在长期的用药实践中不断总结并传承下来的，有其特有的历史性、实践性、科学性、艺术性，总体来说都与医疗实践有着密切的关系。

一、根据药材的产地而命名

我国疆域辽阔，自然地理状况十分复杂，水土、气候、日照、生物分布等生态环境各地不完全相同，甚至南北迥异，差别很大。因而各种药材，无论在产量上还是质量上，都有一定的地域性，所以自古以来医药学家非常重视"道地药材"。如川贝、川军、川断等以四川省出产的为最佳，关防风、关黄柏等以东北关东地区出产的为最佳，广藿香、广陈皮以广东省出产的为最佳。砂仁以广东阳春产者质量最好，又名阳春砂；地黄以河南怀庆产者最佳，故称怀地黄；人参主产于东北三省，尤以吉林产者为佳，故名吉林参；等等。综上所述，产地代表着药材的质量和疗效，故常在药物名称之前冠以产地之名。

二、根据原植物形态或药材形状而命名

中药的原植物和生药形状，往往有其特殊之处，能给人留下深刻的印象，因而人们常常以它们的形态特征来命名。如大腹皮即以形似大腹而命名，乌头因其块根形似乌鸦之头而命名，人参因药材形状犹如人形而得名。罂粟壳、金樱子都是因其形状似罂（口小腹大的瓶子）

而得名；牛膝的茎节膨大，似牛的膝关节，故名牛膝；马兜铃则因其似马脖子下挂的小铃铛而得名。

三、根据中药颜色而命名

许多中药都具有各种天然的颜色，因而药物的颜色就成了命名的依据。如色黄的中药有黄芩、黄连、黄柏、黄芪、大黄等，色黑的中药有玄参、黑丑、墨旱莲等，色白的中药有白芷、白果、白矾、葱白、薤白等，色紫的中药有紫草、紫参、紫花地丁等，色红的中药有红花、红枣、红豆蔻、丹参、朱砂、赤芍等，色青的中药有青黛、青皮、青蒿等，色绿的中药有绿萼梅、绿豆等。

四、根据中药气味而命名

某些中药具有特殊的气味，因而成了药物命名的依据。如麝香，因香气远射而得名；丁香、茴香、安息香、檀香等香料药，因具有特殊的香气，故以"香"字命名；而败酱草、臭梧桐、墓头回等，则因具有特殊臭气而得名；鱼腥草，以其具有浓烈的鱼腥气味而得名。

五、根据中药味道而命名

每种中药都具有一定的味道，某些药物就是以它们所特有的滋味来命名。如五味子，因皮肉甘酸，核中辛苦，全果皆有咸味，五味俱全而得名；甘草以其味甘而得名；细辛以其味辛而得名；苦参以其味苦而得名；酸枣仁以其味酸而得名。

六、根据中药性能功效而命名

有些中药的名字中包含该药物突出的功效，如益母草功擅活血调经，主治妇女血滞经闭、痛经、月经不调、产后瘀阻腹痛等，为妇科经产要药；防风功能祛风息风，防范风邪，主治风病；续断功擅行血脉，续筋骨，疗折伤，主治筋伤骨折；覆盆子补肾助阳，固精缩尿，善治肾虚遗尿、尿频等；决明子功擅清肝明目，主治眼科疾病，为明目佳品；千年健祛风湿，强筋骨，主治风寒湿痹兼肝肾亏虚、腰膝酸痛、痿软无力等。以上这些都是以其显著的功效而得名的。

七、根据人名而命名

有些中药的命名带有传说色彩，这些药多半是以发现者或最初使用者的名字来做药名。如使君子，相传是潘州郭使君治疗儿科病的常用药；刘寄奴是南朝宋武帝刘裕的小名，传说这个药是由刘裕发现的；杜仲一药，相传是古代有一位叫杜仲的人，因服食此药而得道，后人遂以杜仲而命名。牵牛子传说是由田野老人牵牛谢医而得名；何首乌一药，据说是古代一姓何的老人，因采食此药，120岁仍然须发乌黑发亮，故名何首乌。他如徐长卿等，皆与传说有关。

八、根据中药秉性而命名

如肉苁蓉，为肉质植物，补而不峻，药性从容和缓，故名肉苁蓉；急性子因秉性急猛异常而得名；王不留行性走而不守，其通经下乳之功甚速，虽帝王之命也不能留其行，故名王不留行；沉香以体重性沉降，入水沉于底者为佳。他如浮小麦浮于水上、磁石有磁性、滑石性滑腻、阿胶呈胶状等，均与秉性有关。

九、根据中药入药部位而命名

中药材来源广泛，包括了植物、动物、矿物等。植物、动物类药材药用部位各不相同，以药用部位命名，是中药常用的命名方法之一。植物药中芦根、白茅根用根茎入药；苦楝根皮、桑白皮即以根皮入药；桑叶、大青叶、苏叶等用叶片入药。苏梗、藿香梗、荷梗等以植物的茎入药；桑枝、桂枝等以植物的嫩枝入药；牛蒡子、苏子、莱菔子、枳实、榧子等即以果实、种子入药；菊花、旋覆花、款冬花、芫花等即以花入药。动物药如龟甲、鳖甲、刺猬皮、水牛角、羚羊角、熊胆、黄狗肾、全蝎等则分别是以入药部分甲壳、皮部、角、胆、脏器、全部虫体等不同的组织器官来命名的。

十、根据中药生长季节而命名

如半夏在夏季的一半（农历五月间）采收，故名半夏；夏枯草、夏天无等夏至后枯萎，故冠以夏字；金银花以花蕾入药，花初开时洁白如银，数天后变为金黄，黄白相映，鲜嫩悦目，故名金银花，其中以色白的花蕾入药为好，故简称"银花"；名贵药材冬虫夏草的命名源于药材在不同季节呈现的不同形态。

十一、沿用译名

有些中药是进口而来的，就以进口国家或地区的名字来命名。如安息香、苏合香就是以古代安息国、苏合国的国名来命名的。有的在药名上冠以"番""胡""西"等字样，以说明当初并不是国产的药物，如番泻叶、番木鳖、胡椒、胡麻仁、西红花、西洋参等。有些外来药，由于没有适当的药名，则以译音为名，如诃黎勒、曼陀罗等。

十二、因避讳而命名

在封建时代，为了避帝王的名讳，药物也须改换名称。如延胡索，始载《开宝本草》，原名玄胡索，简称玄胡，后因避宋真宗讳，改玄为延，称延胡索、延胡，至清代避康熙（玄烨）讳，又改玄为元，故又称元胡索、元胡。玄参一药，因避清代康熙（玄烨）讳，改玄为元而得元参之名。山药原名薯蓣，至唐朝因避代宗（名预）讳，而改为薯药，至宋代又为了避英宗（名署）讳而改为山药。

第二章

中药的基础理论

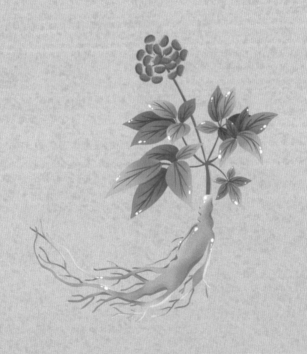

第一节 中医典籍中的中药

我国药学发达很早，正式的文字记载可追溯到距今3000多年的西周时代。如《尚书·说命》记载"药不瞑眩，厥疾弗瘳"，意思是服药后若没有产生瞑眩反应，则疾病难以治愈，说明人们已经对服药的疗效有了相当的认识。同时在那个时代，已经有了"医官"这样的职位，如《周礼》中说："医师掌医之政令，聚毒药以供医事。"又有"以五味、五谷、五药养其病"的文字记载。这里的"毒药"泛指各类药材，所谓"五药"，并非指五种具体药物，可能是当时对药物的初步归纳。可见，医药学在这个时候已经发展到相当的规模了。

一、历史典籍中的中药

1. 《山海经》中的中药

《山海经》，是我国成书于先秦时期的一部古籍。书中记载了我国各地名山大川和各类奇异的物产，并记录了古代留下的很多传说，是今天考证秦汉之前文化的重要参考资料。

《山海经》内容非常庞博，在讲述各地山川地理和奇异物候的内容中，包含了很多药物学的知识，并明确指出了药物的产地、效用和性能。这说明人们对药物的认识又深入了一步。对《山海经》记载药物的统计，各家有所差异，一般认为大致可分为以下四类：动物药67种，植物药52种，矿物药3种，水类1种，另有3种何类不详，共计126种。服法方面有内服（包括汤服、食用）和外用（包括佩戴、沐浴、涂抹等）。所治病种达 31 种之多，包括内、外、妇、眼、皮肤等科疾患。而其中有关补药和预防的记载，反映了当时我国古代预防医学思想的萌芽。可见当时人们所了解的药物知识已相当丰富。

如《山海经·西山经》记载："英山，有鸟焉，其状如鹑，黄身而赤喙，其名曰肥遗，食之已疠，可以杀虫。"这里记载的是一种被称作"肥遗"的鸟类，这种鸟形状像一般的鹌鹑鸟，黄身子红嘴巴，人吃了它的肉就能治愈麻风病，还能杀死体内的寄生虫。

再如《山海经·南山经》："有木焉，其状如榖而黑理，其华四照。其名曰迷榖，佩之不迷。"这里记载的是一种植物，形状如构树，有黑色的花纹，并且枝叶茂盛，这种树木被叫作"迷榖"，人佩戴用这种树的木材制作的物品，能够不迷路。

除了动物药与植物药，《山海经》中也记载了很多矿物药的内容，如《山海经·北山经》中记载的灌题之山出产的一种"磁石"，后世的药学著作进一步解释说："慈石，味辛寒。主治周痹风湿，肢节中痛不可持物，洗洗，酸消，除大热烦满及耳聋。一名元石，生山谷。

2.《诗经》中的中药

《诗经》是我国最早的一部诗歌总集，收集了西周初年至春秋中叶（前 11 世纪至前 6 世纪）的诗歌。《诗经》是西周时代的文学作品，也可以说是我国现存文献中最早记载具体药物的书籍。书中收录 100 多种动、植物药名称，如苍耳、芍药、枸杞、鲤鱼、蟾蜍等，并记载了某些品种的采集方法、性状、产地及服用季节等。

如《诗经·周南·芣苢》有"采采芣苢，薄言采之。采采芣苢，薄言有之"的诗句芣苢即车前子。用车前子助孕乃远古的风气，诵读此篇，古人以"有之""掇之""捋之"表达了农家妇女在采集车前子时的欢快心情。

再如《诗经·秦风·蒹葭》写道："蒹葭苍苍，白露为霜。所谓伊人，在水一方。"这里的蒹葭，就是水边的芦苇，芦苇的根为芦根，可以清热止呕，可以用于热病烦渴呕逆，是常用的治疗热病的中药。诗句"白露为霜"表明季节已是深秋，时间为凌晨，因为芦苇叶片上还留着夜间露水凝成的霜花。就在这样一个深秋的凌晨，男子来到河边，为的是追寻思慕的人。而出现在眼前的茫茫芦苇丛冷寂而萧瑟，他只知道所苦苦期盼的伊人在河水的另外一边。

《诗经》中有许多类似于这样对植物的描述。虽然其中对于草药治疗用途的描述不多，但诗歌中描绘的场景及人物情节，为后来的人们了解先秦时这些植物的用途提供了中药线索。

二、中药学专著

中药又被称为"本草"。"本草"一词始见于《汉书》，这是本草史上划时代的一件大事，是中药学形成和发展的重要标志。自秦汉时代的《神农本草经》问世以来，"本草"二字便有了其特殊的含义。药物学被叫作"本草学"，药物专著被称为"本草书"，药物学史被称为"本草史"，明代李时珍著有《本草纲目》。经千百年的沿用，"本草"一词已经成了所有中医药物的统称。

那么，为什么称中医药物为本草呢？因为在药材的世界里，草药类最多。这是长期以来公认的解释。古代以"草"或"草木"为植物的代称，而中药里又以植物类药物居多。但若从药物的起源过程来考察，还可以做进一步思考。

一般认为，原始人类与植物接触最多，认识最早，起初寻找药物时只是在植物中进行，所以最初的药物只有植物性药物。《说文解字》云："药，治病草也，从草。"这也反映了最初只有植物药的状况。虽然以后又发现了动物药、矿物药，但"草为药之本"的观念一直被保留了下来。这就是后世把药物称为"本草"的由来。《墨子·贵义》中有"譬若药然，草之本"的描述，可以算是最先以"本草"指代药材者。

1.《神农本草经》

虽然《山海经》《诗经》等先秦著作涉及很多中药学内容，但这些著作都不是本草学"专著"。我国现存的最早的本草学专著当属《神农本草经》（简称为《本经》）。一般认为该书约成于西汉末年至东汉初年（公元前 1 世纪—公元 1 世纪），还有的学者认为这本书成书于东汉末年（公元 2 世纪）。

《神农本草经》记载了 365 种药材，其中植物药 252 种、动物药 67 种、矿物药 46 种，按药物功效的不同分为上、中、下三品。上品 120 种，滋补强身，延年益寿，无毒或毒性很弱，可以久服；中品 120 种，治病补虚，兼而有之，有毒或无毒，当斟酌使用；下品 125 种，药性峻烈，擅长祛寒热，攻破瘀血气结，一般具有毒性，不可久服。《神农本草经》序论中还简要论述了中药的基本理论，如四气五味，有毒无毒，中药配伍原则，辨证用药原则，服药方法及丸、散、膏、酒等多种剂型，并简要介绍了中药的产地、采集、加工、贮存、真伪鉴别……为中药学的全面发展奠定了理论基石。

《神农本草经》记载的药物很多，疗效可靠，并沿用至今。如常山抗疟、苦楝子驱虫、阿胶止血、乌头止痛、当归调经、黄连治痢、麻黄定喘等。可以说，《神农本草经》是对汉以前药学知识和经验的第一次大总结，为后世本草学的发展起到了奠基作用，被奉为四大经典之一，它对中药学的发展产生了极为深远的影响。《神农本草经》成书之后，沿用 500 余年，原著在唐初已失传，但经过历代医家的传抄，《神农本草经》的内容得以保留在历代本草之中。现存的各种版本都是经明清以来学者考订、辑佚、整理而成的，其中著名的有清代孙星衍、孙冯翼同辑本，清代顾观光辑本和日本人森立之辑本。

2.《本草经集注》

《神农本草经》成书以后，经历了汉、三国、两晋、南齐。由于临床用药经验的不断积累，以及中外通商和文化交流，西域南海诸国的香料药如乳香、苏合香、沉香等输入我国。新的药物品种逐渐增多，并陆续有了零星记载，人们对原有的药物功效也有了新的认识。经过长期的临床实践，部分药物的性味、功效等被证明与原来的记述不尽相同，因此，南朝医家陶弘景（456—536年）在整理注释《神农本草经》的过程中，又增加了汉魏以来名医的用药经验（主要取材于《名医别录》），撰成《本草经集注》一书。为了保留《神农本草经》原著内容及方便阅读研习，陶弘景用红色字抄录《神农本草经》原文，用黑色字抄写《名医别录》（"朱书神农，墨书别录"），并用小字加注的形式，对魏晋以来300余年间中药学的发展做了全面总结。

《本草经集注》全书七卷，收录记载了730种药材，分玉石、草、木、虫兽、果菜、米食、有名未用七类，首创按药物自然属性分类的方法，改变了过去《神农本草经》"上、中、下"三品的分类方式，使不同属性的药材归为一类。《本草经集注》对药物的形态、产地、采制、使用剂量、真伪优劣辨别等都做了较为详尽的论述，强调药物的产地和采制方法与其疗效具有密切的关系。

《本草经集注》还首创了"诸病通用药"，分别列举了80多种疾病的通用药物，如治黄疸通用药有茵陈、栀子、紫草等，以便于医生临证处方用药。此外本书还考订了古今用药的度量衡，并规定了汤、酒、膏、丸等剂型的制作规范。本书是继《神农本草经》之后的第二部本草名著，它奠定了我国大型骨干本草编写的雏形，可惜流传至北宋初即逐渐亡佚。现仅存敦煌石窟藏本的序录残卷，其主要内容仍可在《证类本草》和《本草纲目》中窥测。近代有尚志钧重辑本。

3. 《新修本草》

唐代南北统一，经济文化繁荣，交通发达，外贸增加，印度、西域药品输入日益增多，推动了医药学术的迅速发展。唐显庆四年（659年），朝廷颁布了由苏敬等23人撰写的《新修本草》（又名《唐本草》），这是我国第一部由国家组织编撰的本草学著作，被称为国家药典，比欧洲的《纽伦堡药典》要早800多年。《新修本草》卷帙浩繁，共54卷，收药844种（另说850种），新增药物114种（另说120种），由药图、图经、本草三部分组成，分为玉石、草、木、兽禽、虫、鱼、果菜、米谷、有名未用等九类。在编写过程中，朝廷通令全国各地选送当地道地药材作为实物标本绘制药物图谱，并附以文字说明。这种图文并茂的方法，开创了世界药学著作的先例。

《新修本草》在保持《神农本草经》原文的基础上，对古书加以补充与修订。书中既收集了为民间所习用的安息香、龙脑香、血竭、诃黎勒、胡椒等外来药，同时又增加了水蓼、葎草、山楂、人中白等民间经验用药，且药物分类也较《本草经集注》多两类，可见本书内容丰富。《新修本草》反映了唐代本草学的辉煌成就，不仅对我国，而且对世界医药学的发展产生了巨大的影响。如公元731年《新修本草》在日本广为流传并成为日本医生必读的著作。由于《新修本草》是由国家组织修订和推行的，因此它也是世界上最早公开颁布的药典。本书现仅存残卷的影刻、影印本，但其内容保存于后世本草及方书中，近年有尚志钧重辑本问世。

此后，唐开元年间（713—741年），陈藏器深入实际，搜集了《新修本草》所遗漏的许多民间药物，对《新修本草》进行了增补和辨误，编写成《本草拾遗》。此书扩展了用药范围，仅矿物药就增加了110多种，为丰富本草学的内容做出了贡献。陈藏器还根据药物功效，提出宣、通、补、泄、轻、重、燥、湿、滑、涩十种分类方法，对后世方药分类产生了很大影响。

4.《开宝本草》

宋代火药、指南针、活字印刷术的发明，给中国和世界的科学文化发展带来了巨大的变化。临床医学的进步，促进了药物学的发展。药品数量的增加，功效认识的深化，炮制技术的改进，成药应用的推广，使宋代药学发展呈现了蓬勃的局面。

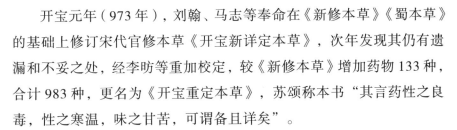

开宝元年（973年），刘翰、马志等奉命在《新修本草》《蜀本草》的基础上修订宋代官修本草《开宝新详定本草》，次年发现其仍有遗漏和不妥之处，经李昉等重加校定，较《新修本草》增加药物133种，合计983种，更名为《开宝重定本草》，苏颂称本书"其言药性之良毒，性之寒温，味之甘苦，可谓备且详矣"。

5.《嘉祐本草》

《开宝本草》问世后，经过80多年的时间，嘉祐年间（1056—1063年）掌禹锡、林亿、苏颂等人以《开宝重定本草》为蓝本，附以《蜀本草》《本草拾遗》等各家之说，撰成《嘉祐本草》21卷。它较《开宝本草》增加了新药种，合计载药1082种，采撷广泛，校修恰当，对药物学的发展起了一定的作用。

嘉祐六年（1061年），苏颂将国家各郡县收集的药材实图及药材开花、结果、采收时间、功效等说明资料，并外来进口药的样品，汇总京都，编辑成册，命名为《图经本草》。全书共21卷，内容详细。本书与《嘉祐本草》互为姊妹篇。

6.《经史证类备急本草》

宋代本草学的代表作当推唐慎微的《经史证类备急本草》（简称《证类本草》）。唐慎微为四川名医，家乡盛产药材。他遍寻良方，搜集了大量古今单方、验方。他治学广泛，学识渊博，整理了经史百家246种典籍中有关药学的资料，在《嘉祐本草》与《图经本草》的基础上，于公元1082年撰成《经史证类备急本草》。全书33卷，载药1558种，较前增加476种，附方3000余首，形成了图文并茂、方药兼收的编写体例。

唐慎微广泛征集引用历代文献，保存了《开宝本草》《日华子本草》《嘉祐本草》等前代本草学著作的内容，为后世保存了大量古代方药的文献。《证类本草》的出现使我国大型骨干本草编写格局臻于完备，起了承前启后、继往开来的作用。《证类本草》沿用500多年，有《经史证类大观本草》（简称《大观本草》，刊行于北宋大观二年）、《政和新修证类备用本草》（简称《政和本草》，刊行于北宋政和六年)、《绍兴校定经史证类备急本草》（简称《绍兴本草》，刊行于南宋绍兴二十九年)以及《经史证类大全本草》（刊行于 1302 年）等多个版本。这些版本都是在《证类本草》的基础上稍加修订补充而成的官修本草著作。这些著作，经历代不断地复刻重刊，直到明代《本草纲目》问世后，才逐渐地代替了它。作为本草学范本的《证类本草》，它不仅完成了当时的历史使命，并为《本草纲目》的诞生奠定了基础。直到现代，它仍然是研习中药学重要的参考书目之一。

7. 李时珍与《本草纲目》

由于中外交流日益频繁，商品经济迅速发展，明代医药知识不断丰富，沿用已久的《证类本草》已经不符合时代的要求，需进一步总结和提高。我国伟大的医药学家李时珍肩负时代的使命，在《证类本草》的基础上，参考了 800 多部医药著作，对古本草进行了系统全面的整理总结。他通过采访调查、搜集标本、临床实践以及长期的考查研究，历时 27 年，三易其稿，终于在公元 1578 年完成了 200 多万字的中医药科学巨著《本草纲目》。

《本草纲目》书共 52 卷，载药 1892 种，改绘药图 1160 幅，附方 11000 多首。其中既收载了醉鱼草、半边莲、紫花地丁等一些民间药物，又吸收了番木鳖、番红花、曼陀罗等外来药物，极大地丰富了本草学的内容。《本草纲目》在正文前编辑了序例，介绍历代诸家本草、经史百家书目、七方、十剂、气味阴阳、升降浮沉、引经报使、配伍、禁忌、治法、治则等内容，全面总结了明代以前药性理论内容，同时为后世保存了大量前代遗失的医药文献。

《本草纲目》最突出的特点是按照自然属性将药物分为水、火、土、金石、草、谷、菜、果、木、服器、虫、鳞、介、禽、兽、人，共 16 部 62 类。这种从无机到有机、从低等到高等的药物分类法是当时世界上最先进的分类法，反映了进化论的观点与思想。《本草纲目》按释名、集解、修治、气味、主治、发明、附方等项对其中的每一味药进行叙述，还详细地介绍了药物名称的由来和含义、产地、形态、真伪鉴别、采集、栽培、炮制方法、性味功能、主治特点。尤其在发明项下，主要介绍了李时珍对药物观察、研究和实际应用的新发现、新经验，更加丰富了本草学的内容。本书在收集历代本草精华的同时，对其错误之处也做了科学的纠正，如对"以兰花为兰草""以卷丹为百合"等都做了准确的更正。他通过临床实践和药物研究对某些药物的功效做了新的概括，如延胡索止痛、曼陀罗麻醉、银花疗痈等。本书不仅总结了我国16世纪以前的药物学知识，而且还广泛介绍了植物学、动物学、矿物学、冶金学等多学科知识，其影响远远超出了本草学范围，自1596年在南京印行后，很快流传全国，17世纪即流传到国外，先后被译成朝、日、拉丁、英、法、德、俄等多种文字，成为不朽的科学巨著，是我国大型骨干本草的范本，是我国科技史上极其辉煌的硕果，在世界科技史中永放光辉。

8. 赵学敏与《本草纲目拾遗》

在《本草纲目》的影响下，明、清两代，研究本草之风盛行：一是由于医药学的发展，进一步补充修订《本草纲目》的不足，如赵学敏的《本草纲目拾遗》；二是配合临床需要，以符合实用为原则，由博返约，对《本草纲目》进行摘要、精减、整理工作，如汪昂的《本草备要》、吴仪洛的《本草从新》等；三是受考据之风影响，从明末至清代，不少学者从古本草文献中重辑《神农本草经》，如孙星衍、顾观光等人的辑本，不少医家还对《神农本草经》做了考证注释工作，如《本经逢原》。

《本草纲目拾遗》（1765年）为赵学敏所著，全书共10卷，载药921种，在《本草纲目》之外新增药物716种。按《本草纲目》16

部分类，除人部外，《本草纲目拾遗》把金石分为两部，又增藤、花两部，共 18 部，补充了太子参、于术、西洋参、冬虫夏草、银柴胡等临床常用药，以及马尾连、金钱草、独角莲、万年青、鸦胆子等疗效确切的民间草药；同时还收集了金鸡勒、香草、臭草等外来药，极大地丰富了本草学的内容。它不仅拾《本草纲目》之遗，而且对《本草纲目》已载药物治疗未备、根实未详者，也详加补充。卷首列正误34 条，对《本草纲目》中的错误加以订正。他在《本草纲目》的基础上创造性地发展了本草学，出色地完成了我国本草学第六次大总结，他是继李时珍之后我国又一位伟大的药物学家。

9. 新中国成立后的药典

新中国成立以后，国家一直重视中药学的传承与发展。自 1954年起，各地出版部门陆续影印、重刊或校点评注了《神农本草经》、《新修本草》（残卷）、《证类本草》、《滇南本草》、《本草品汇精要》、《本草纲目》等数十种重要的古代本草专著。20 世纪 60 年代以来，对在历史中流传散佚的本草著作开展了广泛的辑复工作，其中有些已正式出版发行，对本草学的研究与发展做出了较大贡献。

20 世纪末，《中华本草》（1999 年）出版问世，该书涵盖了当今中药学的几乎全部内容，总结了我国两千多年来中药学成就。《中华本草》资料收罗极为广泛，采用先进的药物分类方法，收录药材8980 种，在全面继承传统本草学成就的基础上，增加了化学成分、药理制剂、药材鉴定和临床报道等内容，在深度和广度上，超过了以往的本草文献，可以说该书是一部反映 20 世纪中药学科发展水平的综合性本草巨著。1999 年，经过全国普查，目前的中药总数已达到12800 余种。普查中发现的国产沉香、马钱子、安息香、阿魏、萝芙木等，已经开发利用并能在相当程度上满足国内需求，而不再完全依赖进口。

第二节 中药的分类方法

中药品种繁多，来源复杂，为了便于检索、研究和运用，古今医药学家采用了多种分类法。现简单介绍如下：

一、古代中药分类法

1. 自然属性分类法

自然属性分类法是以药物的来源和性质为依据的分类方法。古代本草学多采用此法。早在《周礼》中已有五药（草、木、虫、石、谷）的记载，为后世本草学分类提供了一种模式。南朝陶弘景的《本草经集注》首先采用了自然属性分类法，将730种药物分为玉石、草木、虫兽、果、菜、米食、有名未用七类，每类中再分为上、中、下三品，这是中药分类法的一大进步。唐代的《新修本草》、宋代的《证类本草》等书的中药分类法均与其大同小异。明代李时珍的《本草纲目》问世后，自然属性分类法有了突破性进展。书中根据"不分三品，惟逐各部；物以类从，目随纲举"的原则，将1892种药物分为水、火、土、金石、草、谷、菜、果、介、木、服器、虫、鳞、禽、兽、人16部（纲），60类（目）。如草部（纲）又分山草、芳草、毒草、水草、石草等11目。分类详明科学，体现了进化论思想，是当时最完备的分类系统，多处与近代植物学、动物学、矿物学分类合拍，对后世本草学分类影响很大。

2. 功能分类法

功能分类法是我国现存第一部药学专著《神农本草经》首先采用

的中药分类法。书中 365 种药分为上、中、下三品，上品补虚养命，中品补虚治病，下品功专祛病，为中药按功能分类开拓了思路。唐代陈藏器的《本草拾遗》按药物的功用提出了著名的十剂分类法，即宣、通、补、泻、燥、湿、滑、涩、轻、重，使此分类法有了较大发展，并对方剂的分类具有重大影响。

3. 脏腑经络分类法

脏腑经络分类法以药物归属于哪一脏腑、经络为主来进行分类，其目的是便于临床用药，达到有的放矢。如《脏腑虚实标本用药式》按肝、心、脾、肺、肾、命门、三焦、胆、胃、大肠、小肠、膀胱十二脏腑将药物进行分类。《本草害利》罗列常用药物，按脏腑分队，分为心部药队、肝部药队、脾部药队、肺部药队、肾部药队、胃部药队、膀胱部药队、胆部药队、大肠部药队、小肠部药队、三焦部药队，每队再以补泻凉温为序，先陈其害，后叙其利，便于临床用药，以达有的放矢之目的。

二、现代分类法

1. 中药名称首字笔画排列法

《中华人民共和国药典》（2000 年版一部）、《中药大辞典》《中华药海》（下册）等即采用中药名称首字笔画排列法。其优点是将中药归入笔画索引表中，便于查阅。

2. 功效分类法

功效分类法的优点是便于掌握同一类药物在药性、功效、主治病证、禁忌等方面的共性和个性，进而更好地指导临床应用，它是现代中药学普遍采用的分类方法。一般分为解表药、清热药、泻下药、祛风湿药、化湿药、利水渗湿药、温里药、理气药、消食药、驱虫药、止血药、活血化瘀药、化痰止咳平喘药、安神药、平肝息风药、开窍药、补益药、收涩药、涌吐药、解毒杀虫燥湿止痒药、拔毒化腐生肌药。

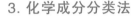

3. 化学成分分类法

它是按照中药材所含主要化学成分或有效成分的结构和性质进行分类的。如《中草药化学成分》分为蛋白质与氨基酸类、糖及其衍生物、有机酸、酚类和鞣质、醌类、内酯、香豆精和异香豆精类、色原酮衍生物类、木脂素类、强心苷类、皂苷类、C21甾苷类、萜类、挥发性成分、苦味素、生物碱类等。这种分类法便于研究中药材化学成分与药效间的关系，有利于中药材理化鉴定和资源开发利用的研究。

4. 药用部分分类法

根据中药材入药部分分为根与根茎类、茎木类、皮类、叶类、花类、果实与种子类、全草类及树脂类、菌藻类、动物类、矿物类、其他类等。这种分类法便于掌握药材的形态特征，有利于同类药物的比较，便于药材经营管理。

5. 自然分类法

根据生药的原植物或原动物在自然界中的位置，采用分类学的门、纲、目、科、属、种的分类方法。这种方法便于研究药材的品种来源、进化顺序和亲缘关系，有利于中药材的分类鉴定和资源研究，有助于在同科属中研究和寻找具有类似化学成分的新药。

第三节　中药的性能

中药之所以能治疗疾病，是因为药物自身具有的偏性。《医原》说："药未有不偏者也。以偏救偏，故名曰药。"《本经疏证》指出："凡用药取其禀赋之偏，以救人阴阳之偏胜也，是故药物之性无有不偏者。"所谓偏性，也就是药物作用的各种特性，即中药的性能。以药物的偏性来纠正疾病阴阳偏盛偏衰的病理现象，即"以偏纠偏"，就是药物治病的基本原理。中药性能是指药物在防治疾病过程中所体现出来的性质和功能，是在中医药理论指导下认识和使用中药，并用以阐明药物奏效机理的理论依据，简称"药性"。药性所涵盖的内容十分丰富，主要包括四气、五味、归经、升降浮沉等。

一、 中药的味道——了解中药的"五味"

五味是人类认识最早的一种药性。如《吕氏春秋》记载："调和之事，必以甘、酸、苦、辛、咸。"《灵枢·邪气藏府病形》中说："水谷皆入于胃，其味有五。"说明五味的起源多与烹调、饮食有关。自《神农本草经》提出了"药有酸、咸、甘、苦、辛五味"，并将其作为药性标注以来，历代本草均遵循之，并在长期的实践中不断补充和发展，逐步完善了中药五味的理论。

1. 什么是中药的五味？

五味，是指药物酸、苦、甘、辛、咸五种基本的味。此外，还有"淡味"或"涩味"。为了和五行相应，常将一些味合并。如《本草纲目》引王好古语："本草五味不言淡……淡附于甘。"《神农本草经百种录》认为"涩即酸之变也"。故通常将"淡味"附于"甘味"，"涩味"附于"酸味"。尽管五味涉及七个方面的内容，但习惯上仍称"五味"而不是"七味"。

2. 中药"五味"的认定依据

最初，五味的本义是指药物的真实滋味或气味，由人体味觉器官（口尝或鼻嗅）直接感知。如黄连品尝起来是苦味的，乌梅吃起来是酸涩的，厨房中的生姜是辛味的，甘草的味道是甘甜的，这些都是药物真实滋味的反映，属于药材性状的范畴。

古人在长期的医疗实践中发现，不同滋味具有不同的功能效应。

《素问·脏气法时论》中将其归纳为"辛散、酸收、甘缓、苦坚、咸软"。随着临床实践的不断深入、用药经验的逐渐积累、对药物功效认识的不断丰富，一些药物的功效已难以用已有的味效关系来阐释。如山楂味酸，这是真实的滋味反映，并无收敛固涩的功效。因此，就采用了以功效类推定味的方法，从而产生抽象的"味"。大凡具有发散作用的定为辛味，具有补益作用的定为甘味，等等。这也反映了人们对药材功效认识的深入。如麻黄并无明显的辛味，因其具有较强的发散作用，故定为辛味。又如石膏本无辛味，但历代本草学著作均记载其为"辛味"。《本草乘雅半偈》诠释为"味之辛解，即用之释"。由此可见，药物五味经历了"味（口尝之味）→功能→味（性能之味）"的认知过程。尤其是性能之味，已经脱离或是部分脱离口尝直接感受之味，是药物实际效用的总结，对临床用药具有更直接的指导意义。

五味即是药物滋味的真实反映，是对药物功能的高度概括，后者构成了五味理论的主要内容。

3. 中药"五味"临床意义

五味是药物功效的标志，不同药味分别代表不同的功效。

（1）辛味"能散能行"

即具有发散、行气行血的作用。一般来讲，解表药、行气药、活血药多具有辛味。因此，辛味药多用治表证及气血阻滞之证。如紫苏叶发散风寒、木香行气除胀、川芎活血化瘀等。此外，《黄帝内经》还有"辛以润之"的记载，就是说有的具有辛味的药材还有润养的作用，如款冬花具有润肺止咳、菟丝子具有滋养补肾的功效等。但是大多数辛味药以行散为主要功效，故"辛润"之说并不具有广泛的代表性。

（2）甘味"能补、能和、能缓"

即具有补益、和中、调和药性和缓急止痛的作用。一般来说，滋养补虚、调和药性及制止疼痛的药物多具有甘味。甘味药多用于治疗正气虚弱、身体诸痛及调和药性、中毒解救几个方面。如人参大补元气、熟地滋补精血、饴糖缓急止痛、甘草调和药性并解药食中毒等。

淡味附于甘味，"能渗，能利"，即"淡味"具有淡渗利小便的作用，故有些利水渗湿的药物具有淡味。淡味药多用于治疗水肿、脚气、小便不利等证。如薏苡仁、通草、灯芯草、茯苓、猪苓、泽泻等。

（3）酸（涩）味"能收能涩"

即具有收敛、固涩的作用。一般含有酸味药具有固表止汗、敛肺止咳、涩肠止泻的功效。主要用于体虚多汗，肺虚久咳，久泻肠滑，遗尿或滑脱等证。如五味子固表止汗、乌梅敛肺止咳、五倍子涩肠止泻。"乌梅味酸……乃止脱之药，备之以敛滑脱可也"。

涩味与酸味药的作用相似，多用于治疗虚汗、泄泻、尿频、出血等证。如禹余粮涩肠止泻，乌贼骨收敛止血等。故本草文献常以酸味代表涩味的功效，或与酸味并列，标明药性。

（4）苦"能泄、能燥、能坚"

即具有清泄火热、通泻大便、燥湿等作用。"泄"的含义有三：一是清泄，即清热泻火，主要用于火热病证，常用药物如石膏、知母等；二是降泄，即降逆，主要用于肺、胃气逆之证，如紫菀"苦能降气，故治咳嗽上气痰喘"，柿蒂"止呃逆，古方单用，取其苦温降气"；三是通泄，即泻下，主要用于便秘，如大黄"味至苦""善下泄"。一般来讲，清热泻火、下气平喘、降逆止呕、通利二便、清热燥湿等功效的药材大多数具有苦味。苦味药多用于治疗热证、火证、喘咳等证。如黄芩、栀子清热泻火，杏仁降气平喘，半夏、陈皮降逆止呕，大黄、枳实邪热通便，龙胆草、黄连清热燥湿，苍术、厚朴燥湿，知母、黄柏泻火存阴等。

（5）咸味"能下，能软"

即具有泻下通便、软坚散结的作用。一般来说，泻下或润下通便及软化坚硬、消散结块的药物大多具有咸味。所以咸味药多用来治疗大便燥结、痰核、瘿瘤、症瘕痞块等证。如芒硝泻热通便，海藻、牡

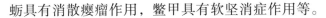

蛎具有消散瘿瘤作用，鳖甲具有软坚消症作用等。

此外，《素问·宣明五气》还有"咸走血"的记载。肾属水，咸入肾，心属火而主血，咸走血即以水胜火之意。如大青叶、玄参、紫草、青黛、白薇都具有咸味，均入血分，同具有清热凉血解毒之功。《素问·至真要大论》记载："五味入胃，各归所喜……咸先入肾。"故不少入肾经的咸味药如紫河车、海狗肾、蛤蚧、龟甲、鳖甲等都具有良好的补肾作用。同时为了引药入肾，增强补肾作用，不少药物如知母、黄柏、杜仲、巴戟天等用盐水炮制也是这个道理。

五味还可与五行配合，与五脏联系起来。如《素问·宣明五气》记载："酸入肝（属木），苦入心（属火），甘入脾（属土），辛入肺（属金），咸入肾（属水）。"但这仅是一般的规律，并不是一定不变的。

二、中药的气息——了解中药的"四气"

中药四气，最早记载于《神农本草经》。书中明确提出了药有"寒、热、温、凉"四气。宋代时《本草衍义》为了将香、臭之气加以区别，认为"凡称气者，即是香、臭之气，其寒、热、温、凉则是药之性"。并将"气"改为"性"，即"四气"又称"四性"。故后世本草有称"四气"者，也有称"四性"者，其义相通，同时并存，沿用至今。

1. 什么是中药的"四气"

中药的"四气"是指药物寒、热、温、凉四种不同的药性，主要反映药物对人体阴阳盛衰、寒热变化的影响，是药性理论的重要组成部分，是说明药物作用性质的主要理论依据之一。在寒、热、温、凉四种药性中，寒与凉，温与热是同一类药性，仅有程度上的差异而已，正所谓"凉者，寒之轻"，"温者，热之次"。故寒与凉、温与热常并称。此外，尚有平性，《神农本草经百种录》称之为"中和之性，无偏杂之害也"，是指药性平和、作用缓和，应用广泛，对人体寒热病理变化没有明显影响的一类。实际上，平性是相对的，也有偏温偏凉的不同，仍未超出四性的范围。因此，尽管四气涉及寒、热、温、凉、平五个方面的内容，但习惯上仍称四气（性）而不称五气（性）。

2. 中药"四气"的认定依据

药物寒、热、温、凉四气的产生，与四时季节气候的变化密切相关。如《本草经疏》云："凡言微寒者，禀春之气以生；言大热者，感长夏之气以生；言平者，感秋之气以生，平即凉也；言大寒者，感冬之气以生。此物之气，得乎天者也。"由于四时气候的变化，药物禀受有差异，故有"四气"之名。然而，作为药物性能的四气，则是根据药物作用于人体后所产生的不同效应而概括出来的，它与所治疗疾病的寒温性质是相对而言的。《素问·至真要大论》指出："所谓寒热温凉，反从其病也。"《神农本草经百种录》强调"入腹则知其性"，深刻揭示了中药寒、热、温、凉四气的真谛。大凡能减轻或消除阳热病证的药物，其药性一般属于寒凉；凡能减轻或消除阴寒病证的药物，其药性一般属于温热。如薄荷、葛根主治风热表证，其性属凉；石膏、知母主治温热病气分热盛证，其性属寒；麻黄、生姜主治风寒表证，其性属温；附子、干姜主治亡阳证，其性属热等。

3. 中药"四气"的临床意义

四气是药物的定性理论，在药性中居于重要地位。故《本草经集注》强调"冷热须明"。一般而言，寒凉药具有清热、泻火、解毒等作用，温热药具有温里、散寒、助阳等作用。病证有寒热，药性有温凉。分清疾病的寒热属性，是临床辨证用药的关键。所谓"寒者热之，热者寒之"（《素问·至真要大论》），"疗寒以热药，疗热以寒药"（《神农本草经》）。寒证用热（温）药，热证用寒（凉）药，这是临床用药必须遵循的基本原则。然而，"寒、热、温、凉，有一定之药，无一定之治……故有正治，亦有反用；又有兼用，亦有活用"（《吴医汇讲》）。具体运用要注意以下几点：

（1）辨证施用

药物寒、热、温、凉四气的运用，必须在中医理论的指导下，辨明疾病的阴阳盛衰和寒温性质，针对性地遣用寒性或热性药物，采用正治或反治之法。对于寒热病证明显，真形易见者，"以寒治热，以热治寒，逆其病者，谓之正治"。对于真寒假热证或真热假寒证，当明察秋毫，辨其真假。"以寒治寒，以热治热，从其病者，谓之反治。"若病证寒热不明，或真假莫辨，药性温凉不分，用药废其绳墨，势必造成"寒热温凉，一匕之谬，覆水难收"（《医宗必读》）的局面。

（2）寒温并用

在临床实际中，疾病往往是复杂多变的，单纯的寒证或热证比较少见。而表寒里热，上热下寒，寒热错杂的病证更为多见。《医编》指出："因其人寒热之邪夹杂于内，不得不用寒热夹杂之剂，古人每多如此。"如《伤寒论》半夏泻心汤、生姜泻心汤、甘草泻心汤等就是寒温并用的典范。对于寒热（阴阳）格拒的病，当用反佐之法。《本草纲目》指出"热在下而上有寒邪格拒，则寒药中入热药为佐""寒在下而上有浮火格拒，则热药中入寒药为佐"，使同气相求，顺其病气则无格拒之嫌。

（3）择时应用

《素问·六元正纪大论》云："用热远热，用温远温，用寒远寒，用凉远凉。"进而指出："热无犯热，寒无犯寒，从者和，逆者病。"即在炎热的季节要避免使用热性药，在温暖的季节要避免使用温性药，在寒冷的季节要避免使用寒性药，在清凉的季节要避免使用凉性药，这是根据四季气候变化选择用药的一般规律。

由于每种药物同时具有"性"和"味"，因此两者必须综合起来看。缪希雍说："物有味必有气，有气斯有性。"强调了药性是由"气"和"味"共同组成的。换言之，必须把四气和五味结合起来，才能准确地辨别药物的作用。一般来讲，气味相同，作用相近，同一类药物大都如此，如辛温的药物多具有发散风寒的作用，甘温的药物多具有补气助阳的作用。气味不同，作用有别，如黄连苦寒，党参甘温，黄连可清热燥湿，党参则补中益气。而气同味异、味同气异者其代表药物的作用则各有不同。如麻黄、杏仁、大枣、乌梅、肉苁蓉同属温性，由于五味不同，则麻黄辛温散寒解表、杏仁苦温下气止咳、大枣甘温补脾益气、乌梅酸温敛肺涩肠、肉苁蓉咸温补肾助阳；再如肉桂、薄荷、附子、石膏均为辛味，因四气不同，又有桂枝辛温解表散寒、薄荷辛凉疏散风热、附子辛热补火助阳、石膏辛寒清热降火等不同作用。至于一药兼有数味，则标志其治疗范围的扩大，如当归味辛甘温，甘以补血、辛以活血行气、温以祛寒，故有补血、活血、行气止痛、温经散寒等作用，可用于治疗血虚、气滞、血寒所引起的多种疾病。一般医生使用的药材，既是用其气，又是用其味，但有时在配伍其他药物复方用药时，就可能出现或用其气或用其味的不同情况。如升麻辛甘微寒，与黄芪同用治疗脏器下垂（胃下垂等）时，则取其甘味以升举阳气；若与葛根同用治疗麻疹不透时，则取其辛味以解表透疹；若与石膏同用治疗胃火牙痛，取其寒性以清热降火。此即王好古《汤液本草》中说的："药之辛、甘、酸、苦、咸，味也；寒、热、温、凉，气也。味则五，气则四，五味之中，每一味各有四气，有使气者，有使味者，有气味俱使者……所用不一也。"由此可见，药物的气味所表示的药物作用及气味配合规律是比较复杂的，因此，既要熟悉四气五味的一般规律，又要掌握每一药物气味的特殊治疗作用以及气味配合的规律，这样才能更好地掌握药性，指导临床用药。

三、中药药效的定位——了解中药的"归经"

归经是指药物对于机体某部分的选择性作用，即某药对某些脏腑经络有特殊的亲和作用，归经指明了药物治病的适用范围，说明了药效所在。药物归经理论是指导临床用药的药性理论基本内容之一。

1. 什么是中药的归经

药物归经理论的形成可追溯到先秦的文史资料，如《周礼》，以及秦汉以来的《内经》《神农本草经》《名医别录》《千金要方》等大量医药文献。到了宋金元时代，易水学派代表人物张元素的《珍珠囊》正式把归经作为药性主要内容加以论述，之后王好古的《汤液本草》、徐彦纯的《本草发挥》又全面汇集了金元时期医家对归经的学术见解，标志着归经理论已确立。到了明代，"行某经""入某经"已经作为论述药性的一项固定内容。清代沈金鳌的《要药分剂》正式把"归经"作为专项列于"主治"项后说明药性，并采用五脏六腑之名。温病学派的兴起，又产生了卫、气、营、血及三焦归经的新概念，使归经学说臻于完善。

2. 中药归经理论依据

中药归经理论的形成是在中医基本理论指导下以脏腑经络学说为基础，以药物所治疗的具体病证为依据，经过长期临床实践总结出来的用药理论。由于发病所在脏腑及经络循行部位不同，临床上所表现的症状也各不相同。如心经病变多见心悸失眠；肺经病变常见胸闷喘咳；肝经病变可见胁痛抽搐等证。临床用朱砂、远志能治愈心悸失眠，说明它们归心经；用桔梗、苏子能治愈喘咳胸闷，说明它们归肺经；而选用白芍、钩藤能治愈胁痛抽搐，则说明它们归肝经。至于一药归数经，是指其治疗范围的扩大。如麻黄归肺与膀胱经，它既能发汗宣肺平喘，治疗外感风寒及咳喘之证，又能宣肺利尿，治疗风水水肿之证。由此可见，归经理论是通过脏腑辨证用药，从临床疗效观察中总结出来的用药理论。

此外，还有依据药物自身的特性，即形、色、气味、禀赋等的不同，进行归经的方法。如味辛、色白入肺经、大肠经，味苦、色赤入心经、小肠经等，都是以药物的色与味作为归经依据的。又如磁石、代赭石重镇入肝，桑叶、菊花轻浮入肺，则是以药物的质地轻重为归经依据の。再如麝香芳香开窍入心经，佩兰芳香醒脾入脾经，连翘形似心而入心经清心降火，等等，都是以形、气归经的例子。其中尤以五味与归经的关系最为密切。以药物特性作为归经方法之一，虽然也存在着药物特性与归经没有必然联系的缺陷，但它是从药物自身角度分析药物归经的，还是有一定意义的。可见，由于归经受多种因素的影响，我们不能偏执一说，要全面分析归经才能得出正确结论。

掌握归经理论还有助于区别功效相似的药物。如利尿药，有麻黄的宣肺利尿、黄芪的健脾利尿、附子的温阳利水、猪苓的通利膀胱之水湿等的不同。又如，羌活、葛根、柴胡、吴茱萸、细辛同为治头痛之药，但羌活善治太阳经头痛、葛根善治阳明经头痛、柴胡善治少阳经头痛、吴茱萸善治厥阴经头痛、细辛善治少阴经头痛。

3. 中药归经与四气五味、升降浮沉的关系

在运用归经理论指导药物临床应用时，还必须与四气五味、升降浮沉学说结合起来，才能做到全面准确。

同归肺经的药物，由于有四气的不同，其治疗作用也各异。如：紫苏性温，能祛肺经风寒；薄荷性寒，能散肺经风热；干姜性热，能温肺化饮；黄芩性寒，能清肺泻火。

同归肺经的药物，由于五味的不同，药效就会有所差异。如：乌梅酸收固涩、敛肺止咳，麻黄辛以发表、宣肺平喘，党参甘以补虚、补肺益气，陈皮苦以下气、止咳化痰，蛤蚧咸以补肾、益肺平喘。

同归肺经的药物，因其升降浮沉之性不同，作用迥异。如：桔梗、麻黄药性升浮，故能开宣肺气、止咳平喘；杏仁、苏子药性降沉，故能降肺气止咳平喘。

四气五味、升降浮沉、归经同是药性理论的重要组成部分，在应用时必须结合起来，全面分析，才能准确地指导临床用药。四气五味只是说明药物具有不同的寒热属性和治疗作用，升降浮沉只是说明药物的作用趋向，二者都缺乏明确的定位概念，只有归经理论把药物的治疗作用与病变所在的脏腑经络部位联系起来了。

· 38 ·

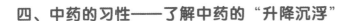

四、中药的习性——了解中药的"升降沉浮"

升降沉浮反映药物作用的趋向性，是说明药物作用性质的概念之一。升降浮沉表明了药物作用的定向概念，也是药物作用的理论基础之一。由于疾病在病势上常常表现出向上（如呕吐、呃逆、喘息）、向下（如脱肛、遗尿、崩漏）、向外（如自汗、盗汗）、向内（表证未解而入里），在病位上则有在表（如外感表证）、在里（如里实便秘）、在上（如目赤肿痛）、在下（如腹水、尿闭）等的不同，因而能够针对病情，改善或消除这些病证的药物，相对来说也就分别具有升降浮沉的作用趋向了。

1. 什么是中药的"升降沉浮"

升降沉浮是药物对人体作用的不同趋向性。升，即上升提举，趋向于上；降，即下达降逆，趋向于下；浮，即向外发散，趋向于外；沉，即向内收敛，趋向于内。升降浮沉也就是指药物对机体有向上、向下、向外、向内四种不同作用趋向。它是与疾病所表现的趋向性相对而言的。其中，升与降、浮与沉是相对立的。升与浮，沉与降，既有区别，又有交叉，难以截然分开，在实际应用中，升与浮、沉与降又常相提并论。按阴阳属性区分，则升浮属阳，沉降属阴。

药物升降浮沉作用趋向性的形成，虽然与药物在自然界生成的禀赋、药性不同有关，并受四气、五味、炮制、配伍等诸多因素的影响，但更主要是与药物作用于机体所产生的不同疗效、所表现出的不同作用趋向密切相关。与四气五味一样，也同样是通过药物作用于机体所产生的疗效而概括出来的用药理论。

2. "升降沉浮"与四气五味的关系

药物的升降浮沉与四气五味有关。王好古云："夫气者天也，温热天之阳，寒凉天之阴，阳则升，阴则降；味者地也，辛甘淡地之阳，酸苦咸地之阴，阳则浮，阴则沉。"一般来讲，凡味属辛、甘，气属温、热的药物，大都是升浮药，如麻黄、升麻、黄芪等；凡味属苦、酸、咸，性属寒、凉的药物，大都是沉降药，如大黄、芒硝、山楂等。

3. "升降沉浮"与药物质地轻重的关系

药物的升降浮沉与药物的质地轻重有关。汪昂《本草备要》药性总义云："轻清升浮为阳，重浊沉降为阴……凡药轻虚者，浮而升；重实者，沉而降。"一般来讲，花、叶、皮、枝等质轻的药物大多为升浮药，如苏叶、菊花、蝉衣等；而种子、果实、矿物、贝壳及质重者大多都是沉降药，如苏子、枳实、牡蛎、代赭石等。除上述一般规律外，某些药也有特殊性，如旋覆花虽然是花，但功能为降气消痰、止呕止噫，药性沉降而不升浮；苍耳子虽然是果实，但功能为通窍发汗、散风除湿，药性升浮而不沉降，故有"诸花皆升，旋覆独降；诸子皆降，苍耳独升"之说。此外，部分药物本身就具有双向性，如川芎能上行头目、下行血海，白花蛇能内走脏腑、外彻皮肤。由此可见，既要掌握药物的一般共性，又要掌握每味药物的不同个性，具体问题具体分析，才能确切掌握药物的作用趋向。应当指出，药物质地轻重与升降浮沉的关系，是前人用药的经验总结，因为两者之间没有本质的联系，故有一定的局限性，只是从一个侧面论述了与药物升降浮沉有关的作用因素。

4. "升降沉浮"与药物炮制方法的关系

药物的升降浮沉与炮制、配伍有关：药物的炮制可以影响转变其升降浮沉的性能。如有些药物酒制则升，姜炒则散，醋炒收敛，盐炒下行。如大黄，属于沉降药，可以泻热通便，经酒炒制后，则可清上焦火热，治目赤头痛。故李时珍说："升者引之以咸寒，则沉而直达下焦，沉者引之以酒，则浮而上至巅顶。"

5. "升降沉浮"与药物配伍的关系

药物的升降浮沉通过配伍也可发生转化。如升浮药升麻配当归、肉苁蓉等咸温润下药同用，虽有升降合用之意，实成润下之剂，即少量升浮药配大量沉降药也随之下降；牛膝引血下行为沉降药，与桃仁、红花及桔梗、柴胡、枳壳等升阳宽胸、活血行气药同用，药性也随之上升；主治胸中瘀血证，这就是少量沉降药与大队升浮药同用而随之上升的例证。一般来讲，升浮药在大队沉降药中能随之下降；反之，沉降药在大队升浮药中能随之上升。由此可见，药物的升降浮沉受多种因素的影响，它在一定的条件下可相互转化，正如李时珍所说："升降在物，亦在人也。"

6. "升降浮沉"的临床意义

升降浮沉代表不同的药性，表示药物不同的作用趋向。

一般升浮药，其性主温热，味属辛、甘、淡，质地多为轻清空虚之品，作用趋向多主上升、向外。就其所代表药物的具体功效而言，分别具有疏散解表、宣毒透疹、行气开郁、活血消症、开窍醒神、升阳举陷等作用。故解表药、温里药、祛风寒湿药、行气药、活血祛瘀药、开窍药、补益药、涌吐药等多具有升浮特性。

一般沉降药，其性主寒凉，味属酸、苦、咸，质地多为重浊坚实之品，作用趋向多主下行、向内。就其所代表的药物的具体功效而言，分别具有清热泻火、泻下通便、利水渗湿、降逆平喘、止呕、止呃、消积导滞、固表止汗、敛肺止咳、涩肠止泻、收敛止血、收湿敛疮等作用。故清热药、泻下药、利水渗湿药、降气平喘药、降逆和胃药、安神药、平肝息风药、收敛止血药、收涩药等多具有沉降药性。

《素问·阴阳应象大论》说："其高者，因而越之；其下者，引而竭之；中满者，泻之于内；其有邪者，渍形以为汗；其在皮者，汗而发之。"阐明了应根据升降出入障碍所产生疾病的病势和病位的不同，采取相应的治疗方法，为中药升降浮沉理论的产生和发展奠定了理论基础。金元时期，升降浮沉学说得到了全面发展，张元素在《医学启源》中用运气学说阐发了药物具有升降浮沉不同作用趋向的道理。其后，李东垣、王好古、李时珍等又做了进一步的补充，使药物升降浮沉学说趋于完善。它作为说明药物作用、指导临床用药的理论依据，是对四气五味的补充和发展。

第四节　中药的配伍

一、什么是中药的配伍

按照病情的不同需要和药物的不同特点，有选择地将两种以上的药物合在一起应用，叫作配伍。从中药的发展史来看，在医药萌芽时代，治疗疾病一般都是采用单味药物的形式，后来由于药物品种日趋增多，对药性特点不断明确，对疾病的认识逐渐深化，加之疾病可表现为数病相兼或表里同病或虚实互见或寒热错杂的复杂病情，因而用药也就由简到繁出现了多种药物配合应用的方法，并逐步形成了配伍用药的规律，从而既照顾到复杂病情，又增进了疗效，减少了毒副作用。因此，掌握中药配伍规律对指导临床用药意义重大。

二、中药的配伍关系

药物配合应用，相互之间必然产生一定的作用，有的可以增进原有的疗效，有的可以相互抵消或削弱原有的功效，有的可以降低或消除毒副作用，也有的合用可以产生毒副作用。因此，《神农本草经·序例》将各种药物的配伍关系归纳为"有单行者，有相须者，有相使者，有相畏者，有相恶者，有相反者，有相杀者，凡此七情，合和视之"。这"七情"之中除单行者外，都是谈药物配伍关系，分述如下：

1. 单行

单行就是单用一味药来治疗某种病情单一的疾病。对于病情比较单一的病证，往往选择一种针对性较强的药物即可达到治疗目的。如古方独参汤，即单用一味人参，治疗大失血所引起的元气虚脱的危重病证；清金散，即单用一味黄芩，治疗肺热出血的病证。再如马齿苋治疗痢疾，夏枯草膏消瘿瘤瘰疬，益母草膏调经止痛，鹤草芽驱除绦虫，柴胡针剂发汗解热，丹参片剂治疗胸痹绞痛等，都是行之有效的治疗方法。

2. 相须

相须就是两种功效类似的药物配合应用，可以增强原有药物的功效。如麻黄配桂枝，能增强发汗解表、祛风散寒的作用；附子、干姜配合应用，以增强温阳守中、回阳救逆的功效；全蝎、蜈蚣同用能明显增强平肝息风、止痉定搐的作用。像这类同类相须配伍应用的例证，历代文献有不少记载，它构成了复方用药的配伍核心，是中药配伍应用的主要形式之一。

3. 相使

相使就是以一种药物为主，另一种药物为辅，两药合用，辅药可以提高主药的功效。如黄芪配茯苓治脾虚水肿，黄芪为健脾益气、利尿消肿的主药，茯苓淡渗利湿，可增强黄芪益气利尿的作用；大黄配芒硝治热结便秘，大黄为清热泻火、泻热通肠的主药，芒硝长于润燥通便，可以增强大黄峻下热结，排除燥湿的作用；枸杞子配菊花治目暗昏花，枸杞子为补肾益精、养肝明目的主药，菊花清肝泻火，兼能益阴明目，可以增强枸杞的补虚明目作用。这是功效相近药物相使配伍的例证。石膏配牛膝治胃火牙痛，石膏为清胃降火、消肿止痛的主药，牛膝引火下行，可增强石膏清火止痛的作用；白芍配甘草治血虚失养，筋挛作痛，白芍为滋阴养血、柔筋止痛的主药，甘草缓急止痛可增强白芍荣筋止痛的作用；黄连配木香治湿热泻痢，腹痛里急，黄连为清热燥湿、解毒止痢的主药，木香调中宣滞、行气止痛，可增强黄连清热燥湿、行气化滞的功效。这是功效不同相使配伍的例证，可见相使配伍药不必同类。一主一辅，相辅相成，辅药能提高主药的疗效，即是相使的配伍。

4. 相畏

相畏就是一种药物的毒副作用能被另一种药物所抑制。如半夏畏生姜，即生姜可以抑制半夏的毒副作用，生半夏可"戟人咽喉"，令人咽痛暗哑，用生姜炮制后成姜半夏，其毒副作用大为缓和；甘遂畏大枣，大枣可抑制甘遂峻下逐水、戕伤正气的毒副作用；熟地畏砂仁，砂仁可以减轻熟地滋腻碍胃、影响消化的副作用；常山畏陈皮，陈皮可以缓和常山截疟而引起恶心呕吐的胃肠反应，这都是相畏配伍的范例。

5. 相杀

相杀就是一种药物能够消除另一种药物的毒副作用。如羊血杀钩吻毒；金钱草杀雷公藤毒；麝香杀杏仁毒；绿豆杀巴豆毒；生白蜜杀乌头毒；防风杀砒霜毒等。可见相畏和相杀没有质的区别，是从自身的毒副作用受到对方的抑制和自身能消除对方毒副作用的不同角度提出来的配伍方法，也就是同一配伍关系的两种不同提法。

6. 相恶

相恶就是一种药物能破坏另一种药物的功效。如人参恶莱菔子，莱菔子能削弱人参的补气作用；生姜恶黄芩，黄芩能削弱生姜温胃止呕的作用；近代研究吴茱萸有降压作用，但与甘草同用时，这种作用即消失，也可以说吴茱萸恶甘草。

7. 相反

相反就是两种药物同用能产生剧烈的毒副作用。如甘草反甘遂，贝母反乌头等（详见用药禁忌"十八反""十九畏"中若干药物）。

上述七情除单行外，相须、相使可以起到协同作用，能提高药效，是临床常用的配伍方法；相畏、相杀可以减轻或消除毒副作用，以保证安全用药，是使用毒副作用较强药物的配伍方法，也可用于有毒中药的炮制及中毒解救。相恶是因为药物的拮抗作用，抵消或削弱其中一种药物的功效；相反是药物相互作用，能产生毒性反应或强烈的副作用，故相恶、相反是配伍用药的禁忌。李时珍在《本草纲目》中总结说:"药有七情,独行者,单方不用辅也;相须者,同类不可离也……相使者,我之佐使也;相恶者,夺我之能也;相畏者,受彼之制也;相反者,两不相合也;相杀者,制彼之毒也。"

历代医家都十分重视药物配伍的研究,除七情所总结的配伍用药规律外,两药合用,能产生与原有药物均不相同的功效。如桂枝配芍药以调和营卫,解肌发表;柴胡配黄芩以和解少阳,消退寒热;干姜配五味子以开合并用,宣降肺气;黄连配干姜以寒热并调,降阳和阴;肉桂配黄连以交通心肾,水火互济;黄芪配当归以阳生阴长,补气生血;等等。这些都是前人配伍用药的经验总结,是七情配伍用药的发展。人们习惯把两药合用所起到的协同作用,增强药效;或消除毒副作用,扬长避短;或产生与原药各不相同的新作用等经验配伍,统称为"药对"或"对药"。这些"药对"往往又构成许多复方的主要组成部分。

药物的配伍应用是中医用药的主要形式,药物按一定法度加以组合,并确定一定的分量比例,制成适当的剂型,即是方剂。方剂是药物配伍的发展,也是药物配伍应用更为普遍、更为高级的形式。

三、中药配伍禁忌

1. "十八反"与"十九畏"

配伍禁忌,是指某些药物合用会降低和破坏药效或产生剧烈的毒副作用,因而应该避免配合应用,也即《神农本草经》所谓:"勿用相恶、相反者。"《蜀本草》谓《本经》载药365种,相反者18种,相恶者60种。《新修本草》承袭了18种反药的数目。《证类本草》载反药24种,金元时期将反药概括为"十八反""十九畏",累计37种反药,并编成歌诀,便于诵读。

"十八反"歌诀最早见于张子和的《儒门事亲》:"本草明言十八反,半蒌贝蔹及攻乌,藻戟遂芫俱战草,诸参辛芍叛藜芦。"共载相反中药18种,即乌头反贝母、瓜蒌、半夏、白及、白蔹;甘草反甘遂、大戟、海藻、芫花；藜芦反人参、丹参、玄参、沙参、细辛、芍药。

"十九畏"歌诀首见于明朝刘纯所撰的《医经小学》："硫黄原是火中精，朴硝一见便相争，水银莫与砒霜见，狼毒最怕密陀僧，巴豆性烈最为上，偏与牵牛不顺情，丁香莫与郁金见，牙硝难合京三棱，川乌草乌不顺犀，人参最怕五灵脂，官桂善能调冷气，若逢石脂便相欺，大凡修合看顺逆，炮爁炙煿莫相依。"指出了共19个相畏（反）的药物：硫黄畏朴硝，水银畏砒霜，狼毒畏密陀僧，巴豆畏牵牛，丁香畏郁金，牙硝畏三棱，川乌、草乌畏犀角，人参畏五灵脂，官桂畏赤石脂。

此后，《本草纲目》《药鉴》《炮炙大法》等书所记略有出入，但不如十八反、十九畏歌诀那样广为传诵。

2. "反药"同用的研究

"反药"能否同用，历代医家众说纷纭。一些医家认为"反药"同用会增强毒性、损害机体，因而强调"反药"不可同用。除《神农本草经》提出"勿用相恶、相反者"外，《本草经集注》也谓："相反则彼我交仇，必不宜合。"孙思邈则谓："草石相反，使人迷乱，力甚刀剑。"以上均强调了"反药"不可同用。有的医著如《医说》甚至描述了相反药同用而致的中毒症状及解救方法。现代临床、实验研究也有不少文献报道"反药"同用（如贝母与乌头同用、巴豆与牵牛同用）引起中毒的例证。因此，药典中常有规定："注明畏、恶、反，系指一般情况下不宜同用。"

此外，古代也有不少文献记载"反药"可以同用，认为药性相反的药物一起使用，可以达到相反相成的效能。如《医学正传》谓："外有大毒之疾，必有大毒之药以攻之，又不可以常理论也。如古方感应丸，用巴豆、牵牛同剂，以为攻坚积药；四物汤加人参、五灵脂辈，以治血块；丹溪治尸瘵二十四味莲心散，以甘草、芫花同剂，而妙处在此。是盖贤者真知灼见，方可用之，昧者不可妄试以杀人也。"《本草纲目》也谓："相恶、相反同用者，霸道也，有经有权，在用者识悟尔。"以上都强调了"反药"可以同用。正如上述，古今"反药"同用的方剂也是屡见不鲜的。如《金匮要略》中的甘遂半夏汤，甘遂、甘草同用治留饮，赤丸以乌头、半夏合用治寒气厥逆；《千金翼方》中大排风散、大宽香丸都用乌头配半夏、瓜蒌、贝母、白及、白蔹；《儒门事亲》中的通气丸，海藻、甘草同用；《景岳全书》中的通气散则以藜芦配玄参治时毒肿盛、咽喉不利。现代也有文献报道用甘遂、甘草配伍治肝硬化及肾炎水肿，人参、五灵脂同用活血化瘀治冠心病，芫花、大戟、甘草与甘草合用治结核性胸膜炎，均取得了较好的效果，从而肯定了"反药"可以同用的观点。

由此可见，对于"反药"的应用，无论文献资料、临床观察及实验研究，目前均无统一的结论。说明对十八反、十九畏的科学研究还要做长期艰苦、深入、细致的工作，去伪存真，才能得出准确的结论。目前在尚未搞清"反药"是否能同用的情况下，临床用药应采取慎重从事的态度，若对于其中一些"反药"无充分把握，最好不使用，以免发生意外。

第三章

中药的剂型

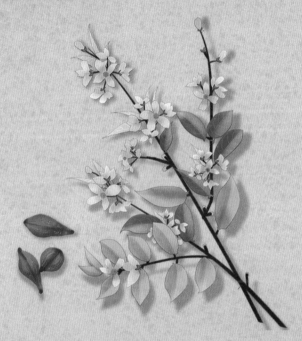

　　我国是有五千年悠久历史的文明古国，我们伟大的祖先们在辛勤的劳动和日常生活中，需要依靠采摘食物或狩猎来生活，而在这个过程中，古代的中药药剂学是人民在与疾病做斗争的实践中逐渐形成的。在中医药发展进程中，中药的剂型也慢慢伴随着人们的实践与生活需要演变发展。中药材最初的使用方法是将新鲜的动植物药捣碎使用，随着社会的不断进步、科学技术的逐步发展以及医药水平的提高，中药剂型的种类也根据其加工的方式、发挥的药效，逐渐增加。

第一节　中药剂型的沿革与发展

一、中药药剂的起源

最早的中药药剂源于人们对"火"与"酒"的认识和利用。夏商周的时候，古代先民不仅掌握了青铜的铸造技术，还在实践中逐渐掌握了酿酒技术，而酿酒技术的成熟是我国医学史上一个重要的里程碑，这为后世中医方剂酒剂的应用奠定了基础。

《尚书·说命》记载商王武丁和大臣的对话中就有"若作酒醴，尔惟曲蘖"，意思是：酒醴要用曲蘖制成。最早，曲蘖只是指一种东西，但随着生产力的发展，酿酒技术也逐渐进步，曲蘖分化为曲（发霉谷物）、蘖（发芽谷物），用曲和蘖酿制的酒分别称为酒和醴。

后来，人们通过在酒曲的基础上加入其他药物与面粉混合掺匀，使之不干不湿，经发酵后切块，制成专供药用的各类曲剂。曲剂多入脾胃经，有助消化的作用。

曲剂有什么呢？比如大山楂丸中的六神曲、半夏曲（六神曲主要由面粉、杏仁泥、赤小豆、辣蓼草、青蒿、苍耳子等药物粉碎成粉末，混合后经发酵制成，味甘、辛，性温。临床上主要用于消食和胃，对饮食积滞、消化不良有较好的作用）。

除了酒以外，中药药剂的起源也离不开火。时间到了商汤，在这个时期出现了一本医学著作《汤液经》。《汤液经》首创汤液，这里记载的汤液也就是我们说的汤剂。在古代，汤剂的制作方法就是把能治病的药物放到锅里加水煮熟，去其药渣，留取药汁。汤剂是我国应用最早、最广泛的一种剂型。

《汤液经》是一部以道家思想为指导的著作，相传作者为伊尹，其医学宗旨和重要内容在于服食补益和养生延年。《汤液经》是我国最早的制药技术专著。

二、中药药剂学的发展

从战国到三国是中医体系形成的时期，尤其是在东汉末年。此时我国医学四大经典《黄帝内经》《难经》《神农本草经》《伤寒杂病论》悉数问世，成了后世医家必读的医学典籍。

其中《黄帝内经》，被历代医家誉为"医家之宗"，它的产生标志着中医学基础理论的基本形成。除此之外，《黄帝内经》记载了汤、丸、散、膏、丹等剂型及制法、用法、用量。

《神农本草经》是现存最早的本草专著，系统地总结了古代医家等各方面的用药经验，对已经掌握的药物知识进行了一次全面而系统的整理。全书共计收录了365种药物，正好与一年365日相合，这倒并非巧合，而是作者有意为之的结果。事实上，当时掌握的药物数量已经远超此数，但由于受到术数思想的影响，所以从中选取了365种药物。此外，《神农本草经》中对于药物的性味、产地与采制、炮制方法，乃至用药原则和服药方法等都有涉及，也强调要根据药物性质需要选择药物剂型，极大地丰富了药物学的知识体系。

《伤寒杂病论》是中国传统医学著作之一，作者是张仲景。《伤寒杂病论》是一本集理、法、方、药为一体的理论著作。剂型包括煎剂、丸剂、散剂、酒剂、滴剂、糖浆剂、软膏剂、洗剂、栓剂等十余种。首次记载用动物胶汁、炼蜜和淀粉糊做丸剂的赋形剂，是当代中药方剂和中成药发展的基础。

马王堆出土的《五十二病方》，是我国迄今为止发现的最古的医方。它除了把药物分为外敷和内服以外，还记载了药浴法、烟熏或蒸气熏法、药物熨法等。这些给药方法在后世都得到了保留与发展。

晋代葛洪所著的《肘后备急方》，首次提出"成药剂"的概念，并记载了铅硬膏、蜡丸、锭剂、条剂、药膏剂、灸剂、熨剂、饼剂、尿道栓剂等剂型。

梁代陶弘景在《本草经集注》中提出以治病的需要来确定剂型，指出"疾有宜服丸者，宜服散者，宜服汤者，宜服酒者，宜服膏煎者"，提出"合药分剂料理法则"，指出药物的产地和采制方法对其疗效有影响，并规定了汤、丸、散、膏、药酒的制作常规，这是制剂工艺规程的雏形。

唐代由政府组织编纂并颁布的《新修本草》，是我国历史上第一部官修本草，具有药典的性质。孙思邈所著的《备急千金要方》和《千金翼方》，分别收载成方5300首和2000首，有汤剂、丸剂、散剂、膏剂、丹剂、灸剂等剂型。其中著名的成药磁朱丸、紫雪、定志丸等至今沿用不衰；《备急千金要方》并设有制药总论专章，叙述了制药理论、工艺和质量问题，促进了中药药剂学的发展。

到了明代，《本草纲目》收载中药剂型更是接近40种，除记载丸散膏丹常用剂型外，还有油剂、露剂、喷雾剂等。明清时期，中药制剂品种繁多，剂型齐备，官方管理严格，其生产与经销得到进一步扩大。

通过这些，我们可以看出，我国古代中药具有悠久的用药历史和丰富的用药形式，制药技术也较为发达，这些都为今天中药药剂的发展奠定了坚实的基础。

三、各代药学代表著作有关剂型的成就

时期	代表成就
夏禹	发现酒和曲（酵母）的作用，并用于酒剂和曲剂的制备。
商汤	《汤液经》（作者伊尹）首创了汤剂，是我国最早的制药技术专著。
战国	《黄帝内经》是我国现存的第一部医书，记载了方剂的组方原则，君、臣、佐、使。《汤液醪醴论》记载了汤、丸、散、膏、丹等剂型及制法、用法、用量。
秦、汉	《五十二病方》除记载用药外敷和内服外，以丸剂为最常用的剂型，还记载药浴法、烟熏或蒸气熏法、药物熨法等，是我国迄今为止发现的最早医方帛书。 《神农本草经》是现存最早的本草专著，书中要求根据药物性质需要选择剂型，同时记录了制药的理论和制备方法。 《伤寒杂病论》（作者张仲景）记有浸出剂、浸膏剂、软膏剂、栓剂和脏器制剂等十余种剂型，首次记载用动物胶汁、炼蜜和淀粉糊做丸剂的赋形剂，是当代中药方剂和中成药发展的基础。
晋代	《肘后备急方》（作者葛洪）首次提出"成药剂"的概念，并将成药、防疫药剂及兽用药剂分列专章论述。
梁代（南北朝）	《本草经集注》（作者陶弘景）提出以治病的需要来确定剂型和给药途径；序例中附"合药分剂料理法则"；考证了古今度量衡；规定了汤、丸、散、膏、酒剂的制作常规。
唐代	《备急千金要方》（作者孙思邈）记载成方5300首，设有制药总论专章，叙述了制药理论、工艺和质量问题。 《千金翼方》（作者孙思邈）记载成方2000首。 《新修本草》是我国第一部药典，载药884种，比欧洲《纽伦堡药典》早800余年。
宋、元	《太平惠民和剂局方》收载中药制剂788种，方剂分为诸风、伤寒等诸疾共14门，有各药物的加工炮制、药剂的制法及其检验方法，是我国历史上由官方颁发的第一部制剂规范。
明、清	《本草纲目》（作者李时珍）载有药物1892种，增收新药374种，收载剂型近40种，记录了药物的性味、主治、用法用量、产地、炮制、方剂等，收载附方11000余首，被达尔文的《物种起源》多次参考引用，被称为"东方药学巨典"。

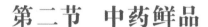

第二节　中药鲜品

中药鲜品是中药最原始的形态，也是人们认知了解中药的开端，经历了千年的变化，鲜药依然是很多医药学家使用和研究的对象。鲜药的作用有别于中药其他剂型，它独具特色，也不是其他药材能够代替的。

鲜药是什么？鲜药就是未经干燥或加工等任何可能导致药材成分发生改变，或损失的"原生药材"，包括植物和动物。

一、鲜药的历史

很久以前，久到人们还在分辨哪些植物能吃、哪些植物不能吃的时候，发现原来有的植物吃了可以缓解呕吐、腹泻、昏迷，有的植物可以退热，逐渐积累了很多植物的药用知识，这就是中医使用鲜药的由来。鲜药医病是中医诊病用药的特色，随着中医药的繁衍兴盛，鲜药的使用从未中断，它是中医药的起点，也一直贯穿于中医药发展的全过程。

"神农尝百草，一日遇七十毒"，说的是神农氏的故事，他品尝的"百草"也就是上文中说到的鲜药。历代的医家都重视鲜药的应用，历代很多医书中都记载鲜药用药的方法。张仲景著的《伤寒杂病论》被后世医家尊称为经方代表作，里面的方剂"生姜泻心汤"使用了鲜药"生姜"。《金匮要略》中"百合地黄汤"应用的是鲜生地汁。东晋的葛洪也是一个擅长用鲜药治病的名医，他所著的《肘后救卒方》中记载了大量药材鲜用的方法，抗疟新药青蒿素就是从鲜青蒿中提取出来的，它的提取灵感也是源于《肘后救卒方》这本书。对于鲜药的使用，葛洪可谓颇有心得，鲜药绞汁、捣汁直接内服，或煎汤内服，滴入鼻内，外敷，等等。清代医家吴鞠通写的《温病条辨》中也有一个鲜药方剂名为清络饮，采用鲜荷叶边、鲜金银花、丝瓜皮、西瓜翠衣、鲜扁豆花、鲜竹叶心六种药材，治疗邪在气分的暑热伤肺。至今，仍有人使用鲜药治疗疾病、制作药膳、代茶饮等。

二、鲜药怎么用？

古代的一些医家认为"生者尤良"，在开处方时有的会使用2—3味鲜药，使药方简单，药效显著。鲜药应用了几千年，它们都是怎么使用的呢？

1. 捣烂外敷

这是自古以来常用的一种方法，在皮肤创伤、外科骨伤、毒蛇咬伤、皮肤科等疾病中都会用到。其制作方法简单易行，只需将新鲜草药捣碎，或者从药材断面处汲取流出的自然汁液就可以直接敷于患处。如青蒿捣烂可以外敷伤口进行止血，鲜半夏捣烂可以外敷解蛇毒等。外敷是药物与患处的正面对垒，能使药物的药性迅速作用于患处，起到最直接、最快速的治疗效果。

2. 直接绞汁服用

这是鲜药最常用的方式，也是患者较能接受的一种方式，应用病症的范围较为宽泛，对于急症、中毒的治疗效果非常好。制作方法也较为简单，将药材放入容器内捣烂，汁水少的药材可以加少量水，再过滤，挤出鲜药汁即可。《肘后救卒方》中记载生葛根绞汁内服治疗伤寒，青蒿绞汁服用治疗疟疾。现代人饮用现榨水果汁、蔬菜汁的做法想必是源于古人的这般智慧。

3. 煎汤

这是鲜药配合汤剂的一种服用方式，应用的病症较为广泛。第一种是鲜药捣汁后煎服，如梨子汁、地黄汁可以治疗咳嗽。第二种是鲜药与其他药材共同煎煮，呈汤服用，医圣张仲景的很多经方中都以生姜、大枣作为使药调和营卫的鲜药。

4. 绞汁和丸

丸剂多用于治疗慢性疾病，由于服用方便，患者都很喜欢这种方式。著名医家王孟英用生姜绞汁，配肉桂和厚朴粉末和丸，治疗暴泻不止。绞汁后的药材由于鲜药成分未被破坏，治疗疾病时吸收迅速，疗效显著。

三、鲜药与陈药的区别

现在，医院的药房里、闹市的药店里所陈列的中药材饮片几乎都是中药的陈药（大部分为中药干品，少部分为中药陈品），是不是代表着陈药比鲜药好呢？这要看看它们俩的区别。

1. 使用方法有所区别

鲜药是百草用药的直接来源，中药鲜品的药效也决定了此药干品的部分药效，因此，二者有着密切的关系。陈药是鲜药经过干燥、加工得到的药材，有的药材还要经过常年的陈放，在以上过程中失去了一些易于挥发的成分，这导致了鲜药和陈药在使用上有所区别。有的医家认为鲜药的治疗作用不能完全被陈药替代，治疗效果甚至超过陈药。如我们熟识的药材枸杞子，具有补虚劳、强筋骨、补益肝肾、祛风明目、利大小肠的功效。但是，在生用时它的功效就发生了变化，在《千金翼方》中指出，枸杞捣汁洗目可以明目，也能用枸杞汁治疗头面风、口齿疼痛、疔肿痈毒，表明它有清热的作用。

2. 用药剂量有所差异

大部分中草药如野菊花、金银花、蒲公英、马齿苋、虎杖、荠菜、白花蛇舌草等，新鲜的与干的作用大致上是相同的。只是在剂量上有所不同。如马齿苋除可治疗菌痢外，还有利尿作用，但所含的氯化钾。新鲜的仅占 1%，干品可达 10%，相差 10 倍。这与水分的蒸发有关。所以干品的用 5 g，新鲜的要用 20 g—25 g。如用藿香化湿和胃，用鲜藿香 15 g，而用干品广藿香 10 g 即可。

3. 治疗效果各有优势

当然，不是所有的药物都用鲜品好，有些药物用干品好，甚至陈放愈久，疗效愈好。例如陈皮和半夏都宜使用陈品，陈放愈久则其辛燥之性大减，毒副作用愈小，能更好地理气化痰。又如艾叶所含的挥发油对胃肠有刺激作用，而艾叶越陈，存放越久，挥发油逸失越多，因而副作用也越小，所以常常使用陈艾。但是，有的中草药就不能用新鲜的，如半夏、天南星、魔芋、川乌、草乌、附子等，均有毒性，要炮制后降低毒性才能使用。如天南星常用姜或胆汁炮制，再贮藏后使用，故称陈胆星。即使现在，用生南星、生半夏治疗癌症，还需用水煎 2 小时以上，以防中毒。所以这类药物就用陈的好。

4. 主治病证各有侧重

一些中药鲜品与陈品在功效上相差很大，因而主治病证也有所不同。如鲜生地有清热、生津、凉血的功能，主治热伤血脉所致的出血证；鲜生地晾制后的干生地清热生津作用减弱，而善于养阴润燥，用于热病后期余热未尽而津伤阴亏者尤宜；地黄经九蒸九晒变成熟地黄，则能补肾养血，用于肾精亏虚、阴血不足更为适宜。又如生姜与干姜，生姜辛而散，用于风寒感冒；干姜温而守，用于虚寒胃病。原来姜中含挥发油与姜辣素等成分：挥发油可使血液循环加快、神经兴奋，从而全身温暖，达到祛风散寒的目的；姜辣素能刺激胃液分泌，增加胃肠的血液循环，有促进消化的作用。鲜姜挥发油较多，治疗风寒感冒作用显著。干姜在晒干过程中挥发油不断丧失，姜辣素相对增多，表现出温中散寒的功效。

四、新鲜水果也是鲜药

当人们在水果店买不到龙眼、大枣时，去药材店往往能买得到。显然，果品与医药有着密切的联系。水果做药用最为常见的，你能想到什么呢？秋梨膏、枇杷膏这些止咳常用药都是用鲜果制作而成的。除此之外，龙眼、大枣、山楂、乌梅、柿饼、木瓜、罗汉果、杏等本身既是水果又是中药材，药食兼用。

在我国，水果入药早已载入史册。《黄帝内经》中就有"毒药攻邪，五果为助"的记载，这里的五果指的是桃、李、杏、栗、枣。孙思邈在其《备急千金方》中记载的"奈子益心气"的奈子就是今天俗称的绵苹果。《食疗本草》《食物考》《饮膳正义》等许多专著对水果的气味、性能均有论述。明朝医药学专家李时珍所撰的《本草纲目》记载的 127 种正宗和野生水果，直接或辅助治疗咳嗽、咽炎、胃脘痛、便秘等许多常见病、多发病。可见，我们的祖先对将水果用于防病保健已积累了相当丰富的经验。

水果当药用已经较为常见，当食用水果的时候也是有注意事项的。未成熟的果实由于含有生物碱，易导致恶心呕吐，所以不宜食用。水果如出现腐败现象或不良气味时也是不宜食用的。要注意吃水果的时间，饭后立即吃水果容易引起胀气，睡前吃水果则会影响睡眠，最佳时间是饭后 2 小时或饭前 1 小时。有的人认为新鲜水果中富含各种营养，所以，经常以水果代餐，这是有损于身体健康的，水果不能替代正餐带给人的营养和日常身体所需，根据自身体质食用水果有益于身体健康。

第三节　散剂

散剂是将中药原料药物或与适宜的辅料经粉碎、均匀混合制成的干燥粉末状制剂。散剂是中药制剂的传统剂型之一，始记于《黄帝内经》。不同的古籍中记载了散剂的特点：《黄帝内经》中对于散剂的描写是"散者散也，去急病用之"，《本草纲目》中说"汤散荡涤之急方，下咽易散而行速也"，两部古籍都说明散剂的起效作用快速。散剂是中成药的基本剂型，也是固体制剂制备的基础，许多剂型都是在散剂的基础上制成的。

散剂除了起效迅速的特点外，其制备简便，还可以随症加减，除此，运输也很方便，日常生活携带更是比汤剂方便。

一、散剂的分类

散剂根据医疗用途的不同可以分为内服散剂和外用散剂。内服散剂指将处方中的药物研成粗末，用水或者煎汤服用。散剂既具有汤剂吸收快、作用迅速的特性，同时还具有丸剂用量小、容易携带等特点。外科常用散剂都是需要应用极细粉治疗皮肤表面的局部病症。

散剂也可以按药物组成分为单方散剂和复方散剂。散剂同样可以按药物性质分为一般散剂和特殊散剂。特殊散剂包括含毒性药物散剂、低共熔混合物散剂、含液体药物散剂和眼用散剂。

二、散剂的制备方法

散剂的制备一般包括粉碎与过筛、混合、分剂量、包装与贮藏几个过程。

1.粉碎与过筛

散剂是将中药饮片粉碎并过筛，粉碎是借助一些机器将大块的中药饮片或者固体物质碎成具有一定要求细粉的过程。过筛是指将粉碎后的药粉用不同目数的筛子筛出。药物粉碎的目的主要是既可以促进药物的溶解与吸收，也可以提高药物的生物利用度；粉碎后的药物也更便于服用和调剂；同时粉碎可以使中药中有效成分浸出或溶出。过筛既是为了区分不同粒度的药粉，也可以将药粉混合均匀。经过粉碎和过筛后，可以为制备其他剂型奠定基础。

粉碎分为干法粉碎和湿法粉碎。

干法粉碎是指将药物先适当干燥，再粉碎的过程。除一些特殊中药外，一般都用干法粉碎。干法粉碎又分为单独粉碎、混合粉碎。

单独粉碎是将单独一味中药自己粉碎，这样方便应用于各种复方制剂中。通常有贵细、毒剧、共粉易发生化学反应等类别的中药材应单独粉碎。以下这些中药饮片需要单独粉碎：贵重中药（牛黄、羚羊角、麝香、西洋参、人参等）、毒性或有刺激性的中药（如红粉、轻粉、蟾酥、斑蝥等）、氧化性与还原性强的中药（如雄黄、火硝、硫黄等），以及一些质地坚硬，不能与其他药物混合粉碎的中药（如磁石、代赭石等）。

混合粉碎是将方剂中的一些性质和硬度相似的中药，全部或部分混合在一起进行粉碎。另外，有一些中药不能单独粉碎，可以与其他中药混合在一起同时完成。

根据药物的性质和粉碎方式的不同，特殊的混合粉碎方法包括串料粉碎、串油粉碎、蒸罐粉碎。

串料粉碎：需要串料粉碎的中药有乳香、没药、黄精、玉竹、熟地、山萸肉、枸杞、麦冬、天冬等。粉碎时先将处方中其他中药粉碎，再将含有大量糖分、树脂、树胶、黏液质等的中药不断加入，再逐步粉碎成所需粒度。

串油粉碎：需串油粉碎的中药主要是种子类药物，如桃仁、苦杏仁、核桃仁、苏子、酸枣仁、火麻仁等。先将处方中其他中药粉碎成粗粉，再将含有大量油脂性成分的中药不断加入，粉碎成所需粒度，也可将油脂类中药研磨，再与其他药物粗粉混合粉碎成所需粒度。

蒸罐粉碎：需蒸罐粉碎的中药主要是动物的皮、肉、筋、骨及部分需蒸制的植物药，如红参、乌鸡、鹿胎、制何首乌、酒黄芩、熟地、酒黄精等。先将处方中其他中药粉碎成粗粉，再将用适当方法蒸制过的动物类或其他中药不断加入，粉碎成所需粒度。

湿法粉碎是指在药物中加入适量水或液体，然后中药与其一起研磨粉碎的方法，也可称之为加液研磨法。通常选用液体也是有要求的，一般不能使药物膨胀，两者也不能起化学反应。朱砂、珍珠、炉甘石等采用传统的水飞法，樟脑、冰片、薄荷脑等常加入少量液体乙醇或者水研磨。湿法粉碎可以使液体进入到药物的缝隙中，可以减少粉尘飞扬，也有利于药物的粉碎，所以这种方法更加适用于有较强刺激性或毒性的药物。

粉碎冰片和麝香这两味中药时，要"轻研冰片，重研麝香"。粉碎麝香时可以加入少量水，药剂当中也称"打潮"，"打潮"更易研碎麝香。上文提到的朱砂、珍珠等水飞法粉碎，是将药物先敲打成碎块，除去杂质，放入研钵中，加入适量的水研磨。朱砂、珍珠等越研磨越细，由于其比水轻，所以它们会漂浮在水面。这时把研磨好的浮

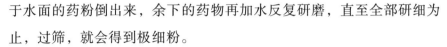

于水面的药粉倒出来，余下的药物再加水反复研磨，直至全部研细为止，过筛，就会得到极细粉。

低温粉碎：把中药放入低温中储存一段时间，可以增加其脆性，易于粉碎。低温粉碎适用于在常温下粉碎困难的物料，软化点低、熔点低及热可塑性物料，如树脂、树胶、干浸膏等，以及具一定黏性的药物。

超微粉碎：超微粉碎技术是在现代科学技术逐渐成熟后，慢慢发展起来的一种新技术，也是古老粉碎技术的新应用和新发展。超微粉碎又称超细粉碎，是指将粉粒物料磨碎到粒径为微米级以下的操作。

2. 混合

将粉碎后过筛的药粉按照要求混合均匀，保证色泽一致。少量的药物可用乳钵混合，以下是中药粉末混合的主要方法。

（1）打底套色法

这种方法是将药粉进行混合的一种传统方法。"打底"是将处方量少、具有颜色的药粉放入乳钵中，再将其他量多、色浅的药粉逐渐分次加入乳钵中混合均匀，即是"套色"。该法只为的就是色泽混合均匀。

（2）等量递增法

此法也称"配研法"，应用的是药物粉末等比、等量容易混合均匀的原则，先将方剂中小组分的药物与等量的其他组分混合，记好重量，然后再加入与混合物等量的组分混合，按照倍量增加，始终保持等量增加，直至完全混入为止。这种方法混合的药物均匀，同时也比较省时，适用于含毒性药物、贵重药、剂量小的药物混合散剂。

3. 分剂量

分剂量是将已经混合均匀的散剂按重量要求进行分装的过程。如果是大或者是多剂量包装的散剂，在包装时应附分剂量的用具。一些毒性药物的内服散剂会单剂量包装。常用方法有以下两种：

（1）重量法

重量法是用戥子秤或天平将每一包称量。该法剂量虽然准确，但是比较麻烦，一般只适用于有毒的药物或者是贵重的药物的散剂。

（2）容量法

容量法指用容量代替称重的重量，用容量药匙或分量器等进行分剂量。该法效率高，适用于大多数散剂。

4. 包装与贮藏

散剂的包装材料会直接接触药品，所以必须符合国家食品药品监督管理局的药品包装材料标准。除此之外，还应考虑药品包装材料与药物相容性，包装应不与药物发生反应。

散剂因为粒度小，所以有强吸湿性，会出现潮解、结块、变色等现象，这不仅会降低药物的稳定性，同时也会影响散剂用药安全，所以必须选择适宜的包装材料，以及密封贮存方法方式，以保证潮散剂的质量。

（1）常见的包装材料种类

空硬胶囊能够掩盖药物的不良气味，便于服用。一些味道不好的散剂就可以使用其包装。

玻璃瓶的密闭性好，适用于贵重药、挥发性药、含毒性药、怕湿的散剂，一些怕光的光敏性药物应选用棕色玻璃瓶。

复合膜是各种现代技术制成的薄膜，使用机器将两片膜热塑到一起，然后将确定好剂量的药物转入复合膜，最后压好，机器的刀将其分割，复合膜的密封性好，可以起到防湿防潮的作用，其表面为银色，所以适宜包装大多数散剂。

（2）贮藏

一般散剂应密闭贮存，开袋后可以使用但应减少湿度、温度、光线、微生物等对其的影响。含挥发性药物或易吸潮的散剂应密封贮藏。

第四节　丸剂

丸剂是中药饮片细粉或中药饮片提取物加入适宜的辅料制成的球形或类球形制剂，是中成药最古老的剂型之一。用不同的赋形剂可将丸剂制成蜜丸、水蜜丸、水丸、浓缩丸、糊丸、蜡丸、微丸等类型，丸剂主要供内服。

一、中药丸剂的发展

丸剂是中药传统剂型之一。丸剂型最早记载于《五十二病方》，其共收录丸剂4个。《神农本草经》中说"药性有宜丸者、宜散者……"，梁代陶弘景所著的《本草经集注》，提出以治病的需要来确定剂型和给药途径的理论，指"疾有宜服丸者……"，《黄帝内经》对丸剂的名称、原料、黏合剂等做了叙述。《伤寒杂病论》有丸剂共 21 个，记载用蜂蜜、糖、淀粉糊、动物药汁做黏合剂制丸剂。"丸者缓也，不能速去病，舒缓而治之也。"古书的记载说明丸剂不能治疗急症，更适合治疗缓症，起到舒缓治疗疾病的效果。2020 年版《中华人民共和国药典》收载蜜丸 192 种。

随着制剂技术的成熟，中药制剂也有了很多新的剂型，如滴丸等。丸剂已经越来越成为人们日常生活中常见的中成药。其中蜜丸、水丸和浓缩丸三个剂型最为常用。

二、中药丸剂的分类

1. 蜜丸

将中药饮片研磨成细粉末状，然后用不同程度的蜂蜜将中药细粉充分黏合在一起制成蜜丸，这也是临床上应用最为广泛的一种。丸重在 0.5 克及 0.5 克以上称为大蜜丸，丸重在 0.5 克以下称为小蜜丸。大家都知道蜂蜜富于营养，还可以润肺止咳、润肠通便，同时蜂蜜有质地柔润、作用缓和的特点。滋补类药物、小儿用药、贵重及含易挥发性成分的药物通常会制成蜜丸。蜜丸多用于治疗慢性病和虚弱性疾病，如牛黄上清丸、乌鸡白凤丸等。

2. 水蜜丸

将中药饮片细粉用水和蜂蜜按适当比例混匀为黏合剂制成。水蜜丸与蜜丸的性能很相似，作用缓慢、持久，水蜜丸的用蜜量较少，故含有少量水分。水蜜丸多用于补益类药物，如补中益气丸等。

3. 水丸

将中药饮片细粉以水或醋、药汁等为黏合剂制成。一些水蜜丸因为味道或需要慢慢释放药效，还可以包衣。水丸是泛制而成，所以体积小，便于吞服。

4. 浓缩丸

将所有的中药饮片或者其中部分重要的中药饮片通过煎煮提取其煎液，再加适量的辅料亦或者加药物的细粉末等一起黏合。

根据黏合剂的不同，其又分为浓缩蜜丸、浓缩水丸、浓缩水蜜丸。浓缩丸体积小，药物有效成分含量高，易于服用，在体内溶化吸收比较缓慢。浓缩丸适用于慢性疾病等多种疾病。

5. 糊丸

中药饮片细粉以米糊或面糊为赋形剂制成。糊丸质地坚硬，可使

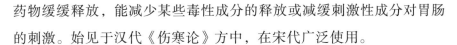

药物缓缓释放，能减少某些毒性成分的释放或减缓刺激性成分对胃肠的刺激。始见于汉代《伤寒论》方中，在宋代广泛使用。

6. 蜡丸

中药饮片细粉以蜂蜡为黏合剂制成。蜡丸是中成药的长效剂型之一，溶化极其缓慢，可延长药效，防止药物中毒或对胃起强烈的刺激作用。蜡丸一般采用塑制法，将一定数量的纯净蜂蜡，加热熔化，稍冷至70℃左右，待蜡液边沿开始凝固，倾入混合好的药粉制丸。

7. 微丸

中药饮片细粉以水或酒泛丸，采用现代技术制成。微丸直径小于2.5毫米，体积小，应用剂量小，服用方便，微丸可装入胶囊或压成片剂。微丸适宜于刺激性药物，贵重或细料中药饮片多制备成微丸。

三、中药蜜丸的制备

蜜丸是生活中我们常常服用的一种丸剂，它在服用后需要一定时间才能被人体吸收，因此蜜丸产生的疗效较慢，所以药效也较持久，蜜丸中的炼蜜可以矫味，减少部分中药饮片的不良气味，同时蜂蜜还可以起到润肠通便的功效。

1. 蜜丸的特点

蜜丸多用于慢性疾病和需要滋补的病患。蜂蜜是蜜丸剂的主要赋形剂，具有补中、润燥、止痛、解毒、缓和药性、矫味矫臭等作用。蜂蜜可以对细粉有较强的黏合力，与药粉混合后丸剂不易硬化，制成的丸粒还具有光泽。同时加入蜂蜜也可使蜜丸在胃肠道中缓慢释药，作用持久。

2. 蜜丸的规格

蜜丸按丸重可以分大蜜丸和小蜜丸。每丸重量在0.5克或0.5克以上的称大蜜丸，每丸重量在0.5克以下的称小蜜丸。

3. 蜜丸的制备

（1）蜂蜜的炼制

蜂蜜的炼制是把蜂蜜加入水稀释溶化，加热熬炼至一定程度。炼蜜可以除去杂质、降低水分含量、破坏酶类、杀死微生物，同时还可以增强黏合力。蜂蜜根据炼制程度，分为嫩蜜、中蜜、老蜜三种规格。规格不同，黏性不同，以适应不同性质的药材细粉制丸。

嫩蜜：将蜂蜜加热至105—115℃，含水量为17%—20%，相对密度为1.35左右，嫩蜜色泽与生蜜相比变化不明显，但比生蜜稍有黏性。适合于含较多油脂、黏液质、胶质、糖、淀粉等黏性较强的药材细粉制丸。

中蜜：又称炼蜜，将嫩蜜继续加热，温度达到116—118℃，含水量为14%—16%，相对密度为1.37左右，当出现浅黄色且有光泽的的均匀细气泡时，用手捻有黏性，稍凉后两手指分开时无白丝出现。适于中等黏性的药材细粉制丸。

老蜜：将中蜜继续加热，温度达到119—122℃，含水量在10%以下，相对密度为1.40左右，出现红棕色的较大气泡，手捻之甚黏，稍凉后两手指分开出现长白丝，会有滴水成珠的现象。适于黏性差的矿物质或纤维质药材细粉制丸。

（2）物料的准备

首先将药材饮片粉碎成细粉，混合均匀，然后按处方药材性质将蜂蜜炼制成适宜规格。

（3）制丸块

制丸块也称和药、合坨。这是塑制法中最关键的工序。将适量的炼蜜加入药材细粉中，将药材与炼蜜混合均匀，制成软硬适宜、具有一定可塑性的丸块。

影响丸块质量的因素如下：

①炼蜜程度

炼蜜过嫩则粉末黏合不好，丸粒搓不光滑；炼蜜过老则丸块发硬，难以搓丸。

②和药的蜜温

炼蜜要趁热加入药粉中，这样药粉与蜜才会混合均匀。粉末黏性很小的叶、茎、全草或矿物性药材，需用老蜜趁热加入；方中有多量树脂类、胶类、糖及油脂类药味时，药粉黏性较强且遇热易熔化。如果加入热蜜后丸块黏软不易成型，待冷后又变硬，不利制丸，说明加入的炼蜜过老，则需用温蜜和药。蜜温以 60—80℃为宜。方中含有冰片等芳香挥发性药物，也要用温蜜和药。

③用蜜量

药粉与炼蜜的比例一般是（1∶1）—（1∶1.5）。含糖类、胶质等黏性强的药粉用蜜量宜少；含纤维较多、质地轻松、黏性极差的药粉，用蜜量宜多，可高达 1∶2 以上；夏季用蜜量应少，冬季用蜜量宜多。

（4）制丸条、分粒与搓圆

将混合在一起的丸块揉搓成一根丸条，之后将丸条等分成小药团，尽量保证小药团的大小规格相同。制丸时，为避免丸块黏附器具，操作时可用适量的润滑剂，若手工制作，可在手中倒入少量香油，这样制得的药团表面光滑。

（5）分装

为保证丸药的软度及滋润，成丸之后就要马上分装。

第五节 颗粒剂

颗粒剂是中药饮片提取物与适宜的辅料或与中药饮片细粉制成的颗粒状制剂，中药颗粒剂是建立在传统中药饮片的基础上，借助现代工艺完成各种中药成分的提取、分离、浓缩、制粒等。中药颗粒剂具备和传统中药饮片相近的功效，便于患者随身携带，可以随时随地服用。

颗粒剂按溶解性能和溶解状态，可以分为可溶颗粒、混悬颗粒和泡腾颗粒三类。

一、可溶颗粒

可溶颗粒可以分为水溶颗粒和酒溶颗粒。水溶颗粒是指加水就可以冲溶出澄清药液的颗粒，如感冒灵颗粒等，市面上大家用到的就是这种中药颗粒剂；酒溶颗粒溶于白酒，需要加酒溶解成药酒饮用。

二、混悬颗粒

混悬颗粒是含有水不溶性的药物原料细粉或中药材细粉制成的颗粒，加水冲服呈均匀混悬状，如橘红颗粒等。

三、泡腾颗粒

泡腾颗粒是一种新剂型，泡腾颗粒在水中溶解时，可以看到有大量的气泡从水中冒出来，液面会呈现出好像沸腾一样的状态，其实是冲服时酸碱颗粒遇水中和产生二氧化碳气体，促使颗粒快速崩散，具有速溶性。泡腾颗粒剂可以加入芳香剂和甜味剂等，使口味更好，如维生素 C 泡腾颗粒、山楂泡腾颗粒等。

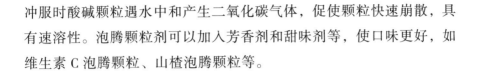

第六节　中药汤剂

　　李煜在《病中感怀》中写道"夜鼎唯煎药，朝髭半染霜。"诗句不仅描写了夜间煎药的画面，还讲到古代人们使用烹煮用的器物——鼎。鼎，圆形，三足两耳。诗中煎煮的药就是现在我们常说的汤剂，用中药饮片加水煎出汤液而得。汤剂亦称汤液，是指将中药饮片加水煎煮，去渣取汁而得到的液体制剂。汤剂主要供内服，也可供含漱、熏蒸、洗浴，分别称之为含漱剂、熏蒸剂、浴剂。

　　中药汤剂是中药剂型中最为常用的一种制剂形式。"汤者荡也"，就是说汤剂具有吸收快、作用迅速、随证加减、针对性强等特点，故适于急病、新病以及病情较急而急需荡涤病邪或扶持正气的病证治疗。而汤剂中药物质量、物质含量直接关系到临床的治疗效果，因此我们必须掌握中药汤剂的正确煎煮方法，从而最大限度发挥其治疗效果。

一、汤剂的制备方法

　　汤剂一般都是用煎煮法制备。在中药饮片中加适量水浸渍（浸泡）

适当时间后，先加热至沸，然后保持微沸状态煎煮一定时间，滤出煎出液，再向药渣中加入水反复煎煮1—2次，最后合并各次煎液，浓缩至适宜剂量，即得。

二、煎煮汤剂的注意事项

1. 煎煮器具

煎药最好的器具是砂锅。砂锅属于陶器，陶器具有导热均匀，化学性质稳定，不易与药物成分发生化学变化，并具有保暖的特点，是煎煮中药的最佳选择。若家中无陶器，可用白色的搪瓷器皿和铝锅代替。切忌使用铜、铁、锡等制成的器具。因为铁、铜、锡会和中药中的化学成分发生反应，轻则降低疗效，重则产生毒副作用。目前医院煎药多采用电热或蒸汽加热自动煎药机。

2. 浸润

汤剂煎药前一般不用清洗，而需要使用清水浸泡，这样有助于煎出中药饮片中的有效成分。煎前浸泡时间以30—60分钟为宜，以种子、果实、根为主的药浸泡时间为60分钟。夏天气温高，浸泡时间可以短些；冬天气温低，浸泡时间可以长些。浸泡用水，以常温或温水（25—50℃）为宜，切忌用沸水。

3. 煎法

一般药物可以同时入煎，但部分药物因其性质、性能及临床用途不同，所需煎煮时间不同。有的还需做特殊处理，甚至同一药物因煎煮时间不同，其性能与临床应用也存在差异。

4. 煎煮水量

煎煮时应使用符合国家卫生标准的饮用水，用水量一般以浸过药面2—5 cm为宜，花、草类药物或煎煮时间较长者应酌量加水。一般用水量为将草类药加压后，液面没过饮片两横指（约2cm）为宜。其中，芳香易挥发及质地疏松的药物，可以只淹没药物为度；质地坚硬黏稠需久煎可酌情多加入一些水。

5. 火候

一般在未沸时用大火（武火），沸后用小火保持微沸状态（文火），以免药汁溢出或过快熬干。

6. 煎煮时间

煎煮时间应根据方剂的功能主治和药物的功效确定。通常第一次煎煮沸后再煎煮20—30 min；解表类、清热类、芳香类药物不宜久煎，煮沸后再煎煮15—20 min；滋补药物先用武火煮沸后，改用文火慢煎40—60 min。第二次或第三次的煎煮时间应当比第一次的时间略缩短，煎药过程中要适时搅拌。

7. 特殊成分的煎煮

煎煮不同成分的药材所用时间不同，一般分为先煎、后下、包煎、另煎等情况。

（1）先煎

先煎的目的是增加药物的溶解度，降低药物的毒性，充分发挥疗效。以下两种情况需要先煎。

①矿石类

矿石类及贝壳类、角甲类药物，因质地坚硬，有效成分不易煎出，必须先煎。如生石膏、寒水石、赤石脂、灵磁石、代赭石、海浮石、礞石、自然铜、牡蛎、石决明、珍珠母、海蛤壳、瓦楞子、龟板、鳖甲、穿山甲、龙骨、龙齿、鳖甲、水牛角，等等，可打碎先煎30分钟。

②有毒的药物

如乌头、附子、商陆，等等，要先煎1—2小时，先煎、久煎能达到减毒或去毒的目的。

（2）后下

花、叶类以及部分根茎类等药物因其有效成分在煎煮时容易挥散或被破坏，宜后下，目的是减少挥发油的损耗，有效成分免于分解破坏。

①气味芳香，含挥发油多的药物，如薄荷、藿香、木香、豆蔻、砂仁、草豆蔻、檀香、降香、沉香、青蒿、细辛等均应后下，一般在中药汤剂煎好前5—10分入药即可。

②不宜久煎的药物，如钩藤、杏仁、大黄、番泻叶等，以上虽不属芳香药物，但久煎能破坏其有效成分，应后下。

（3）包煎

将某种药用纱布包起来，再和其他药一起煎。要包煎的主要有三类药物：一是细小种子类药物，如车前子、葶苈子、青葙子等，煎药时特别黏腻，如不包煎，容易粘锅，药汁也不容易被滤除；二是有些药物如蒲黄、青黛、海金沙、灶心土等，煎时容易溢出或沉淀，需要包起来煎煮；三是有些有绒毛的药物，如旋覆花、枇杷叶等，如不包煎，煎煮后绒毛不易被滤除，服后会刺激咽喉，引起咳嗽、呕吐等副作用。

（4）另煎

一些名贵中药如人参、西洋参、虫草、鹿茸等宜单煎或研细冲服，否则易造成浪费。

（5）烊化

胶质药物如鹿角胶、阿胶等，不宜与其他一般药共煎，需要另放入容器内隔水炖化，或以少量水煮化，再兑入其他药物同服。

（6）煎汤代水

防止某些药物与其他药物同煮易使煎液浑浊，宜先煎后取其上清液，如灶心土等。此外，体积庞大吸水量较大的药物如丝瓜络、金钱草、糯稻根等先宜与水煎煮，将所得的药汁去滓后再煎他药。

（7）溶化

如芒硝、玄明粉等亦可溶化冲入汤剂中应用。

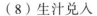

（8）生汁兑入

如鲜生地汁、生藕节、梨汁、韭菜汁、姜汁、白茅根汁、竹沥等，不宜入煎，可兑入煮好的汤剂中服用。

（9）合药冲服

某些贵重药物的有效成分不在水中溶解的或加热后某些有效成分易分解的药物，如人参粉、牛黄粉、羚羊角粉、三七粉、麝香粉、全蝎粉、肉桂粉、甘遂粉等，将药末合于已煎好的煎剂中搅拌后服。

8. 煎煮次数

为了充分利用药材，避免浪费，一剂药最多可煎三次，最少应煎两次。煎药时应先将饮片加入适量水浸泡，一般药物的有效成分会先溶解在进入药材组织的水液中，然后再扩散到药材外的水液中。当药材内外溶液的浓度达到平衡时，有效成分就不再溶出了。这时，只有将药液滤出，重新加水煎煮，有效成分才能继续溶出。

9. 服药方法

中药汤剂的正确服用方法要根据时间、温度、剂量与次数而定。临床一般均为每日 1 剂，每剂分 2 或 3 服。病情急重的，可以每天服用 5—6 次。一般煎煮好药液，应分好剂量后，乘热服用。有的需要多服、长期服，就可以把药液变成代茶饮或可煎汤代茶，随时服。而需特殊服用药物，会注明如何服用：有胃肠道疾病的患者，宜饭前服药，滋补药亦宜饭前服，一般早晚服用，以利消化吸收。对胃肠道有刺激的药物宜饭后服，可减少药物的刺激。消食健胃药，宜食后及时服用，以使药物与食物得以充分混合。发汗的药物可根据病情，增加 1—2 次服用次数。疟疾患者，则需在疾病发作前 2 小时服。有驱虫或泻下功效的中药，如番泻叶等宜空腹服。空腹时，胃及十二指肠均无食物，服药后可避免药物与食物混合，能迅速进入肠而奏效。安神、镇静类的中药，宜于睡前 30 分钟至 1 小时服用，这样便于入睡，及时发挥作用。

第七节 合剂

　　合剂是中药饮片用水或其他溶剂，采用适宜的方法提取、纯化、浓缩制成的内服液体制剂。单剂量包装的合剂又称口服液。

一、合剂的特点

　　合剂是在汤剂基础上发展和改进的，保持了汤剂用药的特点，服用量较汤剂小，可以成批生产，省去临时配方和煎煮的麻烦，便于携带、贮藏和服用。口服液常加入矫味剂，口感好，作用快，质量稳定。但合剂组方固定，不能随证加减，不适合家庭制备。

二、合剂的制备

　　合剂一般采用煎煮法制备，每次煎煮1—2 h，煎煮2—3次。含有挥发性有效成分的饮片如薄荷、丁香等，可先用水蒸气蒸馏法提取挥发性成分，再将其药渣与处方中其余饮片共同煎煮，然后将挥发性成分和药液混合。也可根据饮片有效成分的性质，选用不同浓度的乙醇或其他溶剂，采用渗漉、回流等方法浸提。

第八节　糖浆剂

糖浆剂是含有药物、中药饮片提取物和芳香物质的浓缩蔗糖水溶液。

一、糖浆剂的特点

糖浆剂是在传统的汤剂、煎膏剂的基础上，吸取西药糖浆的优点而发展起来的一种中成药剂型。因含有糖，可以掩盖某些药物的不适气味，便于服用，适用于小儿及虚弱病人服用，尤多见于小儿用药，但不宜用于糖尿病患者，同合剂一样，不适宜家庭制备。

二、糖浆剂的分类

根据糖浆剂的组成及用途可以分为：

1. 单糖浆蔗糖的近饱和水溶液

其浓度为 85 克 / 毫升或 64.71%。单糖浆蔗糖的近饱和水溶液不含任何药物，可用作矫味剂、助悬剂、黏合剂等。

2. 芳香糖浆含芳香性物质或果汁的浓蔗糖水溶液

这类糖浆剂不作药用，主要用作矫味剂。

3. 药用糖浆含有饮片或中药提取物的浓蔗糖水溶液

中药糖浆剂含有较多蔗糖，所以容易长霉、酸败、药物变质，其原因往往是所用的蔗糖和药物不洁净，用具、容器处理不当，生产环境不符合要求。因此，生产中应从原辅料、制药用具设备、生产环境等环节加以控制，减少微生物污染，所以在制备过程中，生产环境的洁净度应符合规定。

第九节　煎膏剂（膏滋）

煎膏剂是中药饮片用水煎煮、取煎煮液去渣浓缩后，加炼蜜或糖制成的半固体制剂。煎膏剂具有滋补的功效，同时兼有缓和的治疗作用，故又称膏滋。

一、煎膏剂的特点

煎膏剂由于药材煎煮时间比较长，有效物质溶出比较多，可被较长时间服用，所以煎膏剂更多用于某些慢性疾病的治疗。同时煎膏剂体积小，易保存，服用方便。

二、煎膏剂的煎煮与浓缩

煎膏剂一般采用煎煮法浸提，加水煎煮 2—3 次，每次 2—3 h，先以武火加热至沸，捞出浮沫，药液变浓时，改用文火，保持微沸，煎煮过程中要不断搅拌，防止焦化。新鲜果类则宜洗净后压榨取汁，果渣加水煎煮，煎液与果汁合并。处方含有胶类，如阿胶、鹿角胶等，应烊化后在收膏时加入，其除发挥治疗作用外，还有助于药液增稠收膏。贵重细料药可粉碎成细粉待收膏后加入。

将上述滤液加热浓缩至规定的相对密度，即得清膏。清膏的相对密度视品种而定，一般在 1.21—1.25 。少量制备时也可用搅拌棒趁热蘸取浓缩液，滴于桑皮纸上，液滴周围无渗出水迹即可。

三、煎膏剂中的炼糖（或炼蜜）

1.炼糖

制备煎膏剂所用的糖，分为白砂糖、红糖、绵白糖、冰糖、饴糖。

冰糖是用白砂糖加工而成的结晶，形状似冰块而得名，冰糖有补中益气、和胃润肺的功效。白糖可以分为白砂糖和绵白糖两种，其中绵白糖比白砂糖要甜一些，白糖有润肺生津、养胃和中、舒缓肝气的功效。红糖是一种没有经过提纯处理的糖，红糖中富含维生素和微量元素，营养价值相对白糖要高。红糖具有补血、破瘀、疏肝、驱寒等功效。饴糖又称麦芽糖，具有缓中、补虚、生津、润燥的功效。

炼糖的目的和炼蜜的目的相同，主要是去除杂质，杀灭微生物，减少水分。炼糖的方法是：蔗糖中加入糖量一半的水，加热溶解，保持微沸，炼至"滴水成珠，脆不粘牙，色泽金黄"。炼制时加入适量枸橼酸或酒石酸（家中制备可加入少量的柠檬汁），可促使糖的转化。

2.炼蜜

蜂蜜的选择与炼制具体内容参见"丸剂"一章中蜜丸中的有关内容。

四、煎膏剂的收膏

清膏中加入一定量的炼糖或炼蜜，不断搅拌，继续加热，并捞除液面上的泡沫，熬炼至规定的稠度即可。除另有规定外，加炼糖和炼蜜的量一般不超过清膏量的3倍。阿胶、鹿角胶等胶类先用少量黄酒或水浸泡使其软化，再隔水加热烊化后趁热加入清膏中混匀收膏。

少量制备时需要观察特定现象。一般用细棒趁热挑起，"夏天挂旗，冬天挂丝"；或将膏液滴于食指上，与拇指共捻，能拉出约2 cm的白丝，俗称"打白丝"。

最后应将制备好的煎膏剂分装在洁净干燥灭菌的大口容器中，待充分冷却后加盖密闭，以免水蒸气冷凝后流到膏滋表面，避免生霉。煎膏剂应密封，置阴凉处贮存，服用时取用器具也要干燥洁净。

第十节　酒剂（药酒）

中国人对酒的研究与运用，可谓炉火纯青。自从有了酒，这杯中之物就被老祖宗们演绎出无数的精彩故事。于是，就有了武松酒后伏虎的壮举，鲁智深醉打山门的英雄气概，刘姥姥醉卧怡红院的千古笑谈……从酿酒、饮酒到赏酒、论酒，酒已渗透到人类生活的各个方面，并逐步形成了自身独特的文化——酒文化。

酒与医素有不解之缘，繁体"医"字从"酉"，酉者酒也。这大概是因为先祖们无意中食用了发酵后的瓜果汁，发现它可以治疗一些虚寒腹痛之类的疾病，从而让酒与原始医疗活动结缘。《黄帝内经》有"汤液醪醴论篇"，专门讨论用药之道。所谓"汤液"即今之汤煎剂，而"醪醴"者即药酒也。显然在战国时代人们对药酒的医疗作用已有了较为深刻的认识。

现代药酒多选用50—60度(%)的白酒。其依据是：因为酒精浓度太低不利于中药材中有效成分的溶出，而酒精浓度过高，有时反而使药材中的少量水分被吸收，使得药材质地坚硬，有效成分难以溶出。对于不善于饮酒的人来说，或因病情需要，也可以采用低度白酒、黄酒、米酒或果酒等基质酒，但浸出时间要适当延长，或浸出次数适当增加，以保证药物中有效成分的浸出。制作药酒时，通常是将中药材浸泡在酒中，经过一段时间后，中药材中的有效成分溶解在酒中，此时过滤去渣后即可饮用。

一、药酒的起源

药酒的起源与酒是分不开的，中国是人工酿酒最早的国家，早在新石器时代晚期的龙山文化遗址中，就曾发现过很多陶制酒器。关于造酒，最早的文字记载见于《战国策·魏策二》："昔者帝女令仪狄作酒，进之禹，禹饮而甘之。"此外，《世本》亦讲到杜康造酒。杜康即少康，是夏朝的第五代国君。这些记载说明，在四千多年前的夏代，酿酒业已经发展到一定的水平，所以后世有"仪狄造酒"和"何以解忧唯有杜康"的诗词语句。这里的杜康已经成了酒的代名词。

以上时代，酿酒业更加普遍。当时人们已经掌握了曲蘗酿酒技术。如《尚书·说命》中就有商王武丁所说"若作酒醴，尔惟曲蘗"的论述。在殷墟河南安阳小屯村出土了商代武丁时期（公元前1200年）的墓葬，在近200件青铜礼器中，各种酒器占了近百分之七十。出土文物中就有大量的饮酒用具和盛酒容器，可见当时饮酒之风相当盛行。从甲骨文的记载中可以看出，商朝对酒极为珍重，把酒作为重要的祭祀品。值得注意的是，在当时的甲骨文中有"鬯其酒"的记载，对照汉代班固《白虎通义·考黜》有"鬯者，以百草之香，郁金和而酿之成为鬯"的注释，表明在殷商时期已经有药酒出现了。

周代饮酒越来越普遍，并且设有专门管理酿酒的官员，称"酒正"，酿酒的技术也日臻完善。《周礼》记载着酿酒的六要诀：秫稻必齐（原料要精选），曲蘗必时（发酵要掌握时间），湛炽必洁（淘洗蒸煮要洁净），水泉必香（水质要甘醇），陶器必良（用以发酵的窖池、瓷缸要精良），火齐必得（酿酒时蒸烤的火候要得当）。西周时候已经有了较好的医学分科和医事制度，设"食医中士二人，掌和王之六食、六饮、六膳……之齐（剂）"，其中"六饮"指水、浆、醴（酒）、凉、酱、酏六种饮品，这种分类表明，酒已经作为医疗保健品管理。

春秋时期的药酒制作方法完善，治疗疾病种类也日趋增多。马王堆汉墓出土的《养生方》被认为成书于春秋战国时代，其中"醪利中"项下第二个方剂完整地记录了此药酒的制作过程、服用方法、功能主治。这是对酿制药酒工艺最早的完整记载，也是我国药学史上的重要史料。和它一同出土的《五十二病方》也记载了许多药酒的方剂。可见，药酒已经成为治疗疾病的一种剂型。

　　秦汉时期，中医学四大经典著作悉数问世，中医药理论已经形成，药酒也作为方剂的一个重要剂型出现在医书中，如《黄帝内经》《伤寒杂病论》中都有对药酒治病的记载。在《黄帝内经·素问》中有一个专题《汤液醪醴论》，里面讲述了醪醴的制作过程。在现存最早的淳于意医案中记载了用三石药酒治愈"风蹶胸满"证，用"莨菪酒"治疗难产，收效甚好。

　　隋唐时期，也是药酒较为广泛应用的时期，人们也嗜好饮酒，酒的毒副作用开始被医家所重视。唐代著名药学著作《千金方》（是《千金要方》和《千金翼方》的合称）对药酒进行专题论述，治疗疾病的方向也涉及补益强身，内、外、妇科等几个方面；同时还研制了因饮酒产生的各种病状的解酒方剂，治疗饮酒头痛、酒醉不醒、饮酒中毒诸如此类。

　　到了宋元时期，制酒事业不断发展，药酒的应用也渐渐从临床上升到理论。此时，出现了一部关于制曲、酿酒的专业著作——《酒经》，并谈论了"煮酒"是通过加热杀菌，延长酒的保存期限方法。《圣济总录》和《太平惠民和剂局方》中都推写了药酒治病的原理。此外，《酒经》里面记载的用药材制作的酒曲达 13 种之多。

　　明朝，宫廷和民间都好饮酒，宫廷的御酒房制造出各种名酒；民间作坊里注重配合节日酿制酒，如正月的椒柏酒、端午节的菖蒲酒、中秋节的桂花酒、重阳节的菊花酒，都是人们常酿常饮的传统节令酒，这些都可称为药酒。

清朝，出现了用花果酿制的酒品，称为"露"，如玫瑰露、山楂露，等等。元朝时从波斯、阿拉伯传入我国的烧酒，到清朝时逐渐成为制作药酒的溶媒剂。

现代的中国人对酒亦是极为钟爱的，药酒的研制与酿制也在传统经验的基础上，融入现代科学技术，使药酒的生产加工更加标准化，人们能更加放心地饮用结合了大自然馈赠予劳动人民智慧的结晶。

二、食用药酒原料酒的选择

药酒的制作最重要的成分就是基础原料酒，又称基酒。由于酒的分类众多，在制作药酒方面，人们通过不断探索，总结出适用于做药酒的基酒。

白酒，是蒸馏酒的别称，白酒气味辛、甘，大热，有毒，具有祛风散寒、活血化瘀、舒筋活络、消炎止痛等功效，浓度从高到低都有，涵盖区间广，因此，不同药材总能找到适合溶出的一款浓度。用白酒制备药酒是最为常用的一种方法，也是被收入到药典里的常规制法。

除啤酒、红酒外，黄酒、米酒、果酒等酒品也是适合做药酒的原料酒，这些酒的酒精含量较低，适合不善饮酒的人饮用。不同酒品具有不同的功效，如黄酒凉饮具有消食化积、镇静的功效，治疗消化不良、厌食、心跳过速、烦躁等；热饮具有驱寒祛湿的功效，治疗腰背痛、手足麻木、风湿性关节炎及跌打损伤等。米酒性大热，味苦、甘、辛，有毒，具有通血脉、厚肠胃、润皮肤、养脾气、扶肝、除风下气等功效。由于这些酒品含有葡萄糖、氨基酸、微量元素等多种不同的营养成分，所以常用来制作保健酒或养颜酒。

泡药酒一般不选用曲酒，曲酒是由酒曲发酵而成的，其含有的酒曲香味会与药物的气味混合，产生怪味，白酒和黄酒与药材混合则气味清淡芳香。

三、药酒的分类

酒，有"百药之长"的说法，酒本身就是一种重要的中药。中国药酒是选配适当中药，经过必要的加工，用度数适宜的白酒或黄酒为溶煤，浸出其有效成分而制成的澄明液体。在传统中，也有在酿酒过程里，加入适宜的中药酿制而成的药酒。所以，中国药酒也可以说是一种加入中药的酒。

纵观历代方书，药酒的方剂很多，其功能主要偏向于养生保健，不同的药酒如何区分呢？这就涉及药酒的分类。

如果按照原料划分，内服药酒可分为三类：第一类是以植物药物配制的药酒，如竹叶青、味美思、五加皮、天麻酒、人参酒、长春酒等；第二类是用果品配制的，如枸杞酒、青梅酒、五味子酒、佛手酒、木瓜酒、猕猴桃酒、桂酒、山楂酒等；第三类是以动物药配制的，如三蛇酒、虎骨酒、鹿茸酒、三鞭酒等。

每种药酒具有不同作用，按照功能划分，可划分为三类：第一类是治疗疾病的药酒，如虎骨木瓜酒、风湿痛药酒等；第二类是滋补强壮型药酒，如虫草人参酒、健脑酒、十全大补酒等；第三类是养颜乌发酒，如熙春酒、七宝酒、神应养真酒等。

四、少数民族特色酒

中国地大物博，幅员辽阔，有不少少数民族在生产生活中，总结了自己的饮酒文化，其中不乏出现一些具有药效的酒。

满族著名的松苓酒，有别于其他药酒，松苓酒的制作关键是在山中寻觅一棵古松树，然后将上好的白酒装坛深埋在松树根旁，超过一年挖出，具有清心明目、利肺化痰的功效。据说，这是放山采参人或

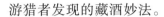

游猎者发现的藏酒妙法。

蒙古族是游牧民族，常年以牧马放羊为生，如果走进牧民家中，他们会盛情地邀请客人饮用道地的马奶酒。马奶酒的酿造历史悠久，是以马奶为原料自然发酵制成的酒，也有牧民用牛奶或羊奶制作。按现在的说法，它是用马、牛、羊等动物乳汁制成的含酒精饮料，以酒精含量最高的马奶酒为例，酒精含量大约才百分之二。马奶酒对改善高血压、心脏病、肺结核、胃溃疡、糖尿病都是有帮助的。在蒙古族诊所，医生也会让患者饮用马奶酒治疗疾病。

鄂温克族的红豆酒（红豆，又名北国红豆、蔓越橘，是一种生长在大兴安岭的野果）、毛南族的南瓜酒、布朗族的翡翠酒，等等，这些丰富的酒品类，浓厚的酒文化，饱含了各个民族人民的智慧。

药酒文化已经在我国延续了数千年，通过长期不断探索与发展，药酒既能防病治病，又可延年养身，嫩肤美容，而且适用范围不断扩大，正确认识药酒的相关知识，才能有助于正确使用药酒。药酒是中华酒文化与中医学的结晶，是我国优秀的文化遗产。如何继承好这份遗产，发扬光大，利用它造福人类，是我们未来需要解决的问题。

第十一节　胶剂

胶剂是我国的传统剂型之一，胶字，又作膠，《说文解字》中解释道："胶，昵也。作之以皮。从肉翏聲。"胶字的本义即是我们今天说的胶剂的原始形态。胶的出现虽然没有文献记载可考，据推断，胶应是在人们学会使用火，圈养了家猪，并制造出烹煮食物的陶器后出现的。有了这些必备条件，人们逐渐发现兽皮经熬煮后的汁液可浓缩成一种黏稠物，它可以黏合物件，干燥后牢不可破，于是就出现了"胶"这种物质。胶取材于动物，所以也可以食用，吃着吃着，某些疾病竟可痊愈，于是它渐渐成为一种药物。胶具有补益气血的作用，在不断的发展中，也衍生出皮胶、骨胶、甲胶、角胶等类别。

一、胶剂的发展历史

先秦时期的《孙子兵法》中记载"胶"是制作弓弩的材料，是重要的军事物资。《周礼》中记载："鹿胶青白，马胶赤白，牛胶火赤，鼠胶黑，鱼胶饵，犀胶黄。"可见，胶不仅出现得很早，而且种类也很多。胶分为鹿胶、马胶、牛胶、鼠胶、鱼胶、犀胶，制胶原料有鹿皮、马皮、牛皮、鼠皮、鱼皮、犀皮。《周礼》中形容质量好的胶"欲朱色而昔"，即红赤光泽有纹理，形状为团块状而又有棱角；记载制胶过程需"鬻胶欲孰，而水火相得"，也就是胶要熬至熟透，而锅中水和锅下火都要适量，不可太过。成书于春秋时期的《五十二病方》中记载了取葵汁与胶一起煮治疗疾病，用胶的补益作用治疗衰弱疲病。文中所载胶乃是中药胶，加入方剂中使用后形成的制剂形态为胶状，后世定义为胶剂。由上可知，春秋战国时期人们已经掌握了胶的制作方法，并对胶的种类、质量进行了总结。

汉代，胶剂作为药物，使用变得广泛。在汉武帝时，张骞出使西域，带回了毛驴，毛驴不仅是拉磨的好帮手，也是人们的食物，所以驴皮胶出现了。《神农本草经》载："白胶味甘平。主伤中劳绝……一名鹿角胶。名医曰：生云中，煮鹿角作之。……阿胶味甘平。主心腹……一名傅致胶。"白胶是什么？一般认为指鹿角胶。傅致胶是什么？是阿胶，但此时阿胶也并未单独指驴皮胶。为什么这么说？因为南北朝的《名医别录》中指出，阿胶是由牛皮制成的。同一时期的张仲景《伤寒杂病论》中有阿胶入方剂使用，如炙甘草汤、黄连阿胶汤、猪肤汤等，《金匮要略》中的胶姜汤、胶艾汤等。这时，作为药物的胶剂，多作为方剂中的一味药材使用。

两晋南北朝的医书中多有胶剂的出现，既有单独记载药材阿胶的，也有将胶作为一味药材入方剂使用的。胶多用于治疗内科、妇科疾病。《雷公炮炙论》更是详细记载了胶剂的炮制方法，有阿胶、鹿角胶等。

唐宋时期，医学类的方书典籍增多，胶剂的记载也随之增多。《千金要方》中记载了用胶洗手洗面，这是首次提出胶剂的外用。《外台秘要》中记载了用胶剂治疗妇科疾病，同时胶剂作为药材使用，也是赋形剂。

到了后世，多是对胶剂前代应用的继承，而单独作为剂型使用的记载是较少的。《本草纲目》中牛皮胶和驴皮胶完全分清，牛皮胶称为黄明胶，驴皮则成为阿胶的唯一原材料。

在近现代胶剂的发展中，《中药成药配制经验介绍》一书中较早记载了"胶剂"一词，之后的书籍多有沿用和发展。在现代医药发展过程中，各种著作、辞典、工具书及教科书均以"胶剂"作为规范名称，不断发展和完善术语"胶剂"一词的概念。

二、胶剂的分类

常用的胶剂根据原料的不同，多分为皮胶类、角胶类、骨胶类、甲胶类等。现代研究，胶剂中富含蛋白质、氨基酸等有效成分，作为补益药，适用于老年人、久病未愈者或身体虚弱者，可单服，也可制成丸散或加入汤剂中使用。胶剂多用于内服，功能以补血、止血、祛风以及妇科调经为主，治疗虚劳、羸瘦、吐血、衄血、崩漏、腰腿酸软等。现今，胶剂在世界上享有盛名，也被广泛使用。让我们来看看胶剂的分类。

1. 皮胶类

皮胶类指用动物的皮为原料经熬炼制成的胶。常用的有驴皮及牛皮。现在以驴皮为原料的均称阿胶，以猪皮为原料的称新阿胶，而用牛皮为原料的则称为黄明胶。

2. 角胶类

角胶类指用骨化的角熬炼出来的胶，主要指鹿角胶。鹿角胶应呈白色半透明状，但目前制备鹿角胶时往往掺入一定量的阿胶，因而呈黑褐色。

3. 骨胶类

骨胶类指用动物的骨骼熬炼而成，有虎骨胶、豹骨胶、狗骨胶等。后二者皆为虎骨胶的代用品。甲胶类以乌龟或其近缘动物之背甲或腹板熬炼而成，如龟甲胶、鳖甲胶等。

4. 其他胶类

凡含有蛋白质的动物药材，经水煎熬炼，一般均可制成胶剂，如霞天胶是以牛肉经熬炼而成的胶剂，龟鹿二仙胶是以龟甲和鹿角为原料共同熬炼而成的混合胶剂，也有以龟甲胶和鹿角胶混合而成的。

三、皮类胶的代表——阿胶

中国最早的药物学专著《神农本草经》中出现了阿胶这个名字，郦道元在《水经注》中写道："本草所谓阿胶也，故世俗有阿井之名。"而后，梁代陶弘景在《本草经集注》中写道："出东阿，故曰阿胶也。"阿胶之所以有其名，是因为产自现在东阿这个地点。可见，阿胶这味药的道地药材产区就是山东省的东阿。

胶最早入药时是没有专属原料的，可能是一种皮制的胶，如马胶、牛胶、鹿胶等，也可能是杂皮胶，就是多种动物皮混合在一起煮胶。早期阿胶的用皮多为牛皮，如唐代早期以前的医书《千金翼方》《新修本草》写道："阿胶……煮牛皮作之。"这些文献中都是以牛皮为阿胶的原材料。唐中后期的《本草拾遗》说："驴皮胶主风为最。"这是出现驴皮制作阿胶的记载。随着这一时期中原与西域的交流日益密切，从西域来到中国的驴成为寻常之物，驴皮作为原料逐渐充足。明代以后，驴皮胶的应用愈加广泛，《本草纲目》中更是称阿胶为"圣药"。及至明朝晚期，牛皮制的黄明胶成为阿胶的伪品之一。到清朝时，驴皮成为制作阿胶的唯一原料，诸多的医书中也都没有再提及牛皮可以制作阿胶的方法。经历了千年的发展，驴皮完全取代了牛皮，成为正品阿胶的原料。

观察牛皮胶与驴皮胶的演变可以发现，早期的医家认为两种胶功效相似，专于治疗虚劳羸瘦，所以常常混用。唐代以后，随着临床经验的累积，两种胶的功效区分日益明显，阿胶祛风、补肺的功效渐渐明确，阿胶逐渐成为具有滋血养血、疏肝养肝、益阴养阴的"补血圣药"。

现代的科学家从阿胶中分离出的化学成分，包括蛋白质、氨基酸、多糖、挥发性物质以及无机物等。其中氨基酸有 17 种，有 7 种是人体必需的。除此之外，还有透明质酸、硫酸皮肤素等，也是阿胶的重要组成部分。阿胶具有增强机体免疫力、抗衰老、抗肿瘤、抗炎、抗疲劳等作用。

第四章

药食同源

　　饮食，是维持人类生理活动的基本要素，是生命活动不可或缺的基础之一，是保障人类生存的必要条件。其核心作用是维持生命活动、调养生息，其次为疾病预防、治疗、康复等。食疗，是基于数千年人类生活实践经验基础上，并在中医药理论指导下利用食物的特性来调节机体功能，获得健康或防病治病、康养保健的一种方法。成书于两千多年前的中医经典之作——《黄帝内经》，就有食疗养生方面的论述，至今依然对后世的饮食调养具有重要的指导意义。人类的生存离不开饮食，饮食养生就是科学饮食，合理膳食。在中医药理论指导下，合理调配膳食，兼顾饮食禁忌，科学合理有效地摄取食物，以达到身康体健、减少疾病、延年益寿的养生目的。

　　在我国传统认知里，药物与食物没有本质的区别。药食同源是我国人民在生产实践中，认识药物和食物，并对两者"同源"关系的高度概括。药食同源理论有两层含义：其一，具体指药物和食物在自然界都可获取，都以初生代谢产物和次生代谢产物为物质基础，中药与食物之间为"后源"的关系。中药和食物的来源是相同的，它们同样来源于自然界的动物、植物及矿物等，并在中医药理论指导下共同应用于实践；其二，广义的中药范畴包括所有动物、植物、矿物等。与此同时，在中医药领域，把既能当食品又能当药品的中药材称为"药食同源"中药材。

　　"药食同源"理论的提出，是在 20 世纪二十年代到三十年代之间，其理论的形成和发展，历经了漫长的过程。特别是中国工程院院士、著名药用植物学家肖培根将"药食同源"做了更为精辟而丰富的诠释，即"药食同理""药食同用""药食两用"。药食同源物质可作为药粥、药酒、药茶、煲汤料、刺身等多种形式使用，预包装食品也将是今后药食同源物质研究和发展的方向。推动药食同源物质的丰富和发展，不仅是弘扬中医药文化的发展需要，也契合健康中国的发展理念，顺应社会老龄化的发展趋势，并能够促进中药产业多元化。药食同源物质的发展应注重安全性、可控性，需要建立可追溯的质量体系、药食同源物质的评价和标准，推动药食同源文化传播，扩大其国际影响力。

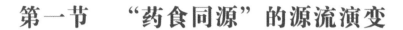

第一节　"药食同源"的源流演变

一、上古时期

　　人类为了维持正常的生存、繁衍，需要不断找寻食物以满足身体正常的生理需求。在找寻食物的实践过程中，人类逐渐意识到食物和药物的差异及区别，并将可以饱腹充饥、缓解饥饿、对身体有利的物质归结为食物，将可以缓解身体不适、有治疗功能的物质归结为药物。众所周知，《淮南子·修务训》中记载："神农尝百草之滋味，水泉之甘苦，令民知所辟就。"神农尝百草，"一日而遇七十毒"，是对人类认识食物和药物初期，生动形象而略带夸张的描述。证明了药物和食物没有明确的界限，与此同时，产生了"药食同源"理论的雏形。

二、夏商周时期

　　作为我国历史上第一个奴隶社会，人类的生活尚处于极低的层次，更缺少相关文献资料的记载。但即便如此，也可以查到有庖人精通烹调技艺、烹调药物的记载。君主以"粝梁之食（粗粮）""藜藿之羹（野菜）"为主。同时期，人类学会了通过稻、菽、粟等作物来酿制酒浆。传说仪狄曾做酒献给夏禹品尝，在后世文献《吕氏春秋》中有"仪狄作酒"的论述。"酒为百药之长"，酒在一定程度上丰富了药物的种类。

商朝，伊尹在中国历史上有许多个第一，有第一贤相、第一帝师的称谓，更以善调五味，教民五味调和，创中华割烹之术，开后世饮食之先河。其在中华食养文化中占有重要的地位，更被烹饪界尊为"烹调之圣""烹饪始祖"和"厨圣"。特别是"伊尹以亚圣之才，撰用神农本草以为汤液"，成为汤药的雏形。殷商后期，彭祖以豆叶、鸡肉、碎米粉、茭白为主要原料煮熬，这被后世公认为是最早的汤羹。国内现如今依然有部分地域保留祭拜彭祖的习俗，足以见得后世对彭祖的尊崇。

　　西周设立了"三公""九卿"制，设有专职的膳食伙夫及食疗医生，并且建立了国家级的医疗体系，为"药食同源"理论的发展奠定了一定的基础。《周礼》记载"食医"主要为天子调配"六食""六饮""六膳""百馐""百酱"的性、味、量等，相当于配备了专职营养师。

　　据统计，战国以前与"药食同源"理论相关的帛书，有记载的是《却谷食气》《导引图》《养生方》《杂疗方》等。帛书中所载养生方法多数可以"以食养"或"以食养之"，足以看出"药食同源"理论已初步形成。《黄帝内经》是该时期最重要的医学著作，至今依然指导着中医药学养生保健、临床和科研等方面，是中医四大经典之一。《黄帝内经》确立了药物和食物使用的原则及方法，阐释了配伍关系，特别是着重论述了对中医学五脏的影响及作用，为药膳理论的完善和发展起到了积极的促进作用。例如强调"人以五谷为本"，"药以祛之，食以随之"等经典论述。

　　特别说明的是，该时期饮食逐渐完成从"以充饥为目的"到"以保健养生为目的"的过渡，完成了从"食养"的单用食物到"药膳"的药食结合的过渡，使得"药食同源"理论逐渐走向成熟，成为"药食同源"领域重要的节点。

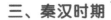

三、秦汉时期

该时期战乱纷争,秦始皇以雄才大略一统六国,结束了齐、楚、燕、韩、赵、魏、秦"七雄争霸"的局面。战争绵延不断,加之"焚书坑儒"等的影响,使得"药食同源"的发展在这一时期几乎停滞,仅有少量理论著作产生于这一时期。例如《吕氏春秋》《南淮子》等。

本草学鸿篇巨制《神农本草经》成书于东汉末年。该书详细记载了365种药物,并分为上、中、下三品,分为木、兽、米谷、草、虫鱼、禽、果等部。该书假托"神农"之名,不仅成为我国历史上第一部本草学巨著,更为"药食同源"理论的充实和发展提供了坚实的物质基础。

四、魏晋南北朝时期

该时期,无论王公贵胄还是乡野村夫,人们都非常重视"食疗养生"之道。这一时期产生了大量的鸿篇巨制。"防微杜渐""未病先防"的养生理念及思想均在这一时期的论著中得到充分体现,为推动"药食同源"理论的进一步发展做了强有力的支撑。特别值得一提的是,晋代葛洪的《肘后备急方》就产生于这一时期。"青蒿一握,以水二升渍,绞取汁。尽服之"这一论述,成为指导后世抗疟药物研发的经典。雷敩的《雷公炮炙论》、虞悰的《食珍录》、陶弘景的《本草经集注》《华阳陶隐居集》《集金丹黄白方》、刘休的《食方》、崔浩的《食经》、贾思勰的《齐民要术》等均多多少少涉及养生的理论。隋朝太医巢元方所著《诸病源候论》中详细阐述了"养生方导引法"和"养生方",继承和发扬了《黄帝内经》的"药食同源"思想,把食疗、食治的措施落实到日常生活中,使得"药食同源"深入人心。

五、唐宋时期

作为我国历史上封建社会的顶峰,唐朝无论在政治、经济、文化、外交等方面，均达到了极点，也成为同时期世界范围之内的全盛期。宋朝虽然在政治、经济领域，特别是外交领域有所落寞，但文化领域却达到了另一个峰值。我国历史上第一部官修本草《新修本草》就诞生于唐代早期。陈藏器的《本草拾遗》、孙思邈的《千金要方》《千金翼方》等均为重量级巨著。特别是《千金要方》，在食疗、食养、药膳等方面做出了巨大贡献。世界上现存最早的一部中医食疗学专著《食疗本草》，更是"药食同源"理论之集大成者，其作者孟诜也被誉为食疗学的鼻祖。陈仕良所撰的《食性本草》、郑樵所著的《食鉴》、陈直所著的《养老奉亲书》、娄居中所著的《食治通说》、蒲虔贯所撰的《保生要录》等都对药膳食疗起到了传承与引领。其中《保生要录》的作者蒲虔贯根据五味能入五脏、五脏同时旺于四时以及五行相生相克理论，首次提出了四时的饮食五味要求："四时无多食所旺并所制之味，皆能伤所旺之脏也。宜食相生之味助其旺气。"认为"旺盛不伤，旺气增益。饮食合度，寒温得益，则诸疾不生，遐龄自永矣"，这在食膳发展史上有着一定的意义。

宋代著作《圣济总录》中收载食疗保健养生方285个，适宜病证达29种，特别是在药膳的类型及制法上做出了革新。形式多样，包含了饼、粥、羹、面，还有散、酒、饮等制法的记载。王焘的《外台秘要》、王怀隐的《太平圣惠方》及《诸病源候论》、孟钺的《东京梦华录》也都诠释了"药食同源"。

虽然这一时期药膳方作以食疗、食养为主，且制法简单，但依然极大地推动了"药食同源"理论的进一步发展。

六、元明清时期

元朝，以游牧民族为代表的蒙古族为主要统治者。因此，历经辽、西夏、金时期的积累和发展，融入了蒙医元素。同时也极大地加快了中医学理论体系的发展和创新。特别是元朝饮膳太医忽思慧所著的《饮膳正要》，被誉为药膳学的百科全书，其系统总结了古人保健养生的经验以及烹饪的技术，提出食养、食疗须以"春食麦""夏食绿""秋食麻""冬食黍"四时为宜的理论，使得药膳文化光彩夺目，展现了独特的魅力。《丹溪心法》《格致余论》《金匮钩玄》《医学发明》《局方发挥》等，亦有以养生食材沙参、麦冬等为主要原料制作的"沙参麦冬炖猪蹄"等滋阴药膳的记载。

　　以历史上又一文化繁盛时期著称的明代，诞生了众多著名的医药学家，留下了大批珍贵的医药学典籍。卢和的《食物本草》、宁原的《食鉴本草》及《养生食忌·养生导引法》均有多个版本行于当代。几易其稿，前后历时27年，终成为举世闻名的本草学鸿篇巨制——《本草纲目》，可谓是最为灿烂夺目的代表，更使得明代李时珍为世界文化长河贡献了浓墨重彩的一笔。《本草纲目》以中医五行学说为核心，以五味发挥五行学说，是历代先贤"药食同源"理论及实践的总结，并以此衍生出自身独特的学术理论体系，进一步极大地推动了"药食同源"理论的完善和发展。张介宾在其著作《景岳全书》中以"治形保精"与"滋养阳气"为核心思想，亲创"天麻鱼头""归芪鸡汤"等传世药膳名方。此外，鲍山的《野菜博录》、姚可成的《救荒野谱补遗》、王磐的《野草谱》、屠本畯的《野菜笺》、周履靖的《茹草编》等著作，对"药食同源"理论均有极高的指导意义。特别是明代朱橚的《救荒本草》《普济方》中有关养生部分的内容，更是将明代以前"药食同源"的相关记载进行了全面的整理，成为药食领域极具影响力的著作。

　　作为中国历史上最后一个封建朝代的清朝，更是将药膳文化推向了高潮，极大地丰富和深化了"药食同源"理论的内涵。清代慈禧太后尤重养生，宫廷中的御膳大多为药膳及营养之物。与此同时，以清廷养身药膳为主要特色的文献史料更是门类繁多。例如，尤乘的《食治秘方》、沈李龙的《食物本草会纂》、龙柏的《脉药联珠药性食物考》、文晟的《食物常用药物》及《本草饮食谱》，何克谏的《增补食物本草备考》、王孟英的《随息居饮食谱》、章穆的《调疾饮食辨》、袁枚的《随园食单》、费伯雄的《食鉴本草》《食养疗法》、顾仲的《养小录》、李化楠的《醒园录》等。特别值得说明的是，龙柏的《脉药联珠药性食物考》首次以脉区分药物，以脉的浮、沉、迟、数为纲，先言脉理，因脉言症，因症施药，再对药食之性味、归经、主治、功能一一分考，对于临床施膳有重要指导意义。王孟英的《随息居饮食谱》对每类食材多先解释名称，后阐述其功效、性味、宜忌、单方、效方甚至是详细制法，同时比较产地优劣，突出道地性特点。

比较这一时期药膳方的特点不难发现，此时"药食同源"理论已趋近成熟。人们在生活中可以熟练灵活地组合配伍出品种丰富、剂型繁多的药膳方。时至今日，依然为后世挖掘整理食疗养生药膳提供了浩繁的资料及空间。

七、民国时期至今

随着西方先进科学知识的引入及影响，"药食同源"理论知识得到进一步拓展。同时期的医药学著作无形中也融入西方医学知识。如张若霞的《食物治病新书》、程国树的《伤寒食养疗法》、沈仲圭与杨志一合编的《食物疗病常识》、丁福保的《食物疗病法》、上官悟尘的《食物常识》、朱仁康的《家庭食物疗病法》、秦伯未的《饮食指南》、陆观虎主编、陆观豹著的《食用本草学》等。

新中国成立后，国家对中医药这一伟大的宝库大力支持，特别是中医药专业院校教育的开展，使中医药得到了空前的发展。中医药膳课程也进入院校课堂，众多的学者与教授，编著了药膳方面的著作，使得"药食同源"理论更加系统化、全面化。特别是1973年叶橘泉编著的《食物中药与便方》，全面系统地介绍了"药食兼用"的中药，对照功用列举出与之适应的药膳配方。此书亦成为原卫生部列出《既是食品又是药品的物品名单》的重要依据。此外，还有叶锦先所著的《实用食物疗法》，翁维健编著的《食补与食疗》，彭铭泉主编的《中国药膳学》，钱伯文、孟仲法等人主编的《中国食疗学》，谭兴贵教授、谢梦洲教授主编的国家规划教材《中医药膳学》等，为"药食同源"理论开创了新的未来。

第二节　新时代"药食同源"的发展

自 20 世纪 80 年代起，历经初期探索、尝试、适时调整，共计长达 40 余年，我国将药食同源领域的管理从逐步建立到正式纳入依法管理。特别是 2021 年 11 月，国家卫生健康委员会发布关于印发《按照传统既是食品又是中药材的物质目录管理规定》，代表着我国药食同源物质管理正式进入依法管理的新阶段。与此同时，相关配套法律法规的出台，将介于食品和药品边缘产业这一尴尬境地的"药食同源产业"纳入正规化管理，更将"药食同源"这一传承千年的理念赋予新的时代内涵，使其成为新时代大健康背景下国民健康领域不可或缺的重要组成部分。基于"药食同源"理论背景下的相关名单如下：

一、卫健委公布的既是食品又是药品的中药名单

2012 年公示 86 种：丁香、八角茴香、刀豆、小茴香、小蓟、山药、山楂、马齿苋、乌梢蛇、乌梅、木瓜、火麻仁、代代花、玉竹、甘草、白芷、白果、白扁豆、白扁豆花、龙眼肉（桂圆）、决明子、百合、

肉豆蔻、肉桂、余甘子、佛手、杏仁、沙棘、芡实、花椒、红小豆、阿胶、鸡内金、麦芽、昆布、枣（大枣、黑枣、酸枣）、罗汉果、郁李仁、金银花、青果、鱼腥草、姜（生姜、干姜）、枳子、枸杞子、栀子、砂仁、胖大海、茯苓、香橼、香薷、桃仁、桑叶、桑葚、桔红、桔梗、益智仁、荷叶、莱菔子、莲子、高良姜、淡竹叶、淡豆豉、菊花、菊苣、黄芥子、黄精、紫苏、紫苏籽、葛根、黑芝麻、黑胡椒、槐米、槐花、蒲公英、蜂蜜、榧子、酸枣仁、鲜白茅根、鲜芦根、蝮蛇、橘皮、薄荷、薏苡仁、薤白、覆盆子、藿香。

2014年新增15种：人参、山银花、芫荽、玫瑰花、松花粉、粉葛、布渣叶、夏枯草、当归、山奈、西红花 、草果、姜黄、荜茇、油松。在限定使用范围和剂量内作为药食两用。

2018年新增9种：党参、肉苁蓉、铁皮石斛、西洋参、黄芪、灵芝、山茱萸、天麻、杜仲叶。在限定使用范围和剂量内作为药食两用。2020年1月2日，国家卫健委、国家市场监督管理总局发布《关于对党参等9种物质开展按照传统既是食品又是中药材的物质管理试点工作的通知》。通知显示，根据《食品安全法》规定，经安全性评估并广泛公开征求意见，将对党参、肉苁蓉、铁皮石斛、西洋参、黄芪、灵芝、山茱萸、天麻、杜仲叶等9种物质开展按照传统既是食品又是中药材的物质（以下简称食药物质）生产经营试点工作。根据各地试点实施情况，国家卫健委将会同国家市场监管总局，研究论证将上述物质纳入食药物质目录管理的可行性。

二、卫健委公布的可用于保健食品的中药名单

人参、人参叶、人参果、三七、土茯苓、大蓟、女贞子、山茱萸、川牛膝、川贝母、川芎、马鹿胎、马鹿茸、马鹿骨、丹参、五加皮、五味子、升麻、天门冬、天麻、太子参、巴戟天、木香、木贼、牛蒡

子、牛蒡根、车前子、车前草、北沙参、平贝母、玄参、生地黄、生何首乌、白及、白术、白芍、白豆蔻、石决明、石斛、地骨皮、当归、竹茹、红花、红景天、西洋参、吴茱萸、怀牛膝、杜仲、杜仲叶、沙苑子、牡丹皮、芦荟、苍术、补骨脂、坷子、赤芍、远志、麦冬、龟甲、佩兰、侧柏叶、制大黄、制何首乌、刺五加、刺玫果、泽兰、泽泻、玫瑰花、玫瑰茄、知母、罗布麻、苦丁茶、金荞麦、金樱子、青皮、厚朴花、姜黄、枳壳、枳实、柏子仁、珍珠、绞股蓝、葫芦巴、茜草、荜茇、韭菜子、首乌藤、香附、骨碎补、党参、桑白皮、桑枝、浙贝母、益母草、积雪草、淫羊藿、菟丝子、野菊花、银杏叶、黄芪、湖北贝母、番泻叶、蛤蚧、越橘、槐实、蒲黄、蒺藜、蜂胶、酸角、墨旱莲、熟大黄、熟地黄、鳖甲。

三、卫健委公布的保健食品禁用中药名单（注：毒性或者副作用大的中药）

八角莲、八里麻、千金子、土青木香、山莨菪、川乌、广防己、马桑叶、马钱子、六角莲、天仙子、巴豆、水银、长春花、甘遂、生天南星、生半夏、生白附子、生狼毒、白降丹、石蒜、关木通、农吉痢、夹竹桃、朱砂、米壳（罂粟壳）、红升丹、红豆杉、红茴香、红粉、羊角拗、羊踯躅、丽江山慈姑、京大戟、昆明山海棠、河豚、闹羊花、青娘虫、鱼藤、洋地黄、洋金花、牵牛子、砒石（白砒、红砒、砒霜）、草乌、香加皮（杠柳皮）、骆驼蓬、鬼臼、莽草、铁棒槌、铃兰、雪上一枝蒿、黄花夹竹桃、斑蝥、硫黄、雄黄、雷公藤、颠茄、藜芦、蟾酥。

四、卫健委公告明确不是普通食品的名单

西洋参、鱼肝油、灵芝（赤芝）、紫芝、冬虫夏草、莲子芯、薰衣草、大豆异黄酮、灵芝孢子粉、鹿角、龟甲。

五、卫健委公告明确为普通食品的名单

白毛银露梅、黄明胶、海藻糖、五指毛桃、中链甘油三酯、牛蒡根、低聚果糖、沙棘叶、天贝、冬青科苦丁茶、梨果仙人掌、玉米须、抗性糊精、平卧菊三七、大麦苗、养殖梅花鹿其他副产品（除鹿茸、鹿角、鹿胎、鹿骨外）、木犀科粗壮女贞苦丁茶、水苏糖、玫瑰花（重瓣红玫瑰）、凉粉草（仙草）、酸角、针叶樱桃果、菜花粉、玉米花粉、松花粉、向日葵花粉、紫云英花粉、荞麦花粉、芝麻花粉、高粱花粉、魔芋、钝顶螺旋藻、极大螺旋藻、刺梨、玫瑰茄、蚕蛹、耳叶牛皮消。

六、历代本草文献所载具有保健作用的食物名单

聪耳（增强或改善听力）类食物：莲子、山药、荸荠、蒲菜、芥菜、蜂蜜。

明目（增强或改善视力）类食物：山药、枸杞子、蒲菜、猪肝、羊肝、野鸭肉、青鱼、鲍鱼、螺蛳、蚌。

生发（促进头发生长）类食物：白芝麻、韭菜子、核桃仁。

润发（使头发滋润、光泽）类食物：鲍鱼。

乌须发（使须发变黑）类食物：黑芝麻、核桃仁、大麦。

长胡须（有益于不生胡须的男性）类食物：鳖肉。

美容颜（使肌肤红润、光泽）类食物：枸杞子、樱桃、荔枝、黑芝麻、山药、松子、牛奶、荷蕊。

健齿（使牙齿坚固、洁白）类食物：花椒、蒲菜、莴笋。

轻身（消肥胖）类食物：菱角、大枣、榧子、龙眼、荷叶、燕麦、青粱米。

肥人（改善瘦人体质，强身壮体）类食物：小麦、粳米、酸枣、葡萄、藕、山药、黑芝麻、牛肉。

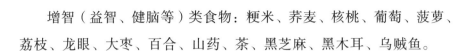

增智（益智、健脑等）类食物：粳米、荞麦、核桃、葡萄、菠萝、荔枝、龙眼、大枣、百合、山药、茶、黑芝麻、黑木耳、乌贼鱼。

益志（增强志气）类食物：百合、山药。

安神（使精神安静、利睡眠等）类食物：莲子、酸枣、百合、梅子、荔枝、龙眼、山药、鹌鹑、牡蛎肉、黄花鱼。

增神（增强精神，减少疲倦）类食物：茶、荞麦、核桃。

增力（健力善走等）类食物：荞麦、大麦、桑葚、榛子。

强筋骨（强健体质，包括筋骨、肌肉以及体力）类食物：栗子、酸枣、黄鳝、食盐。

耐饥（使人耐受饥饿，推迟进食时间）类食物：荞麦、松子、菱角、香菇、葡萄。

能食（增强食欲、消化等能力）类食物：葱、姜、蒜、韭菜、芫荽、胡椒、辣椒、胡萝卜、白萝卜。

壮肾阳（调节性功能，治疗阳痿、早泄等）类食物：核桃仁、栗子、刀豆、菠萝、樱桃、韭菜、花椒、狗肉、狗鞭、羊肉、羊油脂、雀肉、鹿肉、鹿鞭、燕窝、海虾、海参、鳗鱼、蚕蛹。

种子（增强助孕能力，也称续嗣，包括安胎作用）类食物：柠檬、葡萄、黑雌鸡、雀肉、雀脑、鸡蛋、鹿骨、鲤鱼、鲈鱼、海参。

七、历代本草文献所载具有治疗作用的食物名单

散风寒类（用于风寒感冒病症）食物：生姜、葱、芥菜、芫荽。

散风热类（用于风热感冒病症）食物：茶叶、豆豉、杨桃。

清热泻火类（用于内火病症）食物：茭白、蕨菜、苦菜、苦瓜、松花蛋、百合、西瓜。

清热生津类（用于燥热伤津病症）食物：甘蔗、番茄、柑、柠檬、苹果、甜瓜、甜橙、荸荠。

清热燥湿类（用于湿热病症）食物：香椿、荞麦。

清热凉血类（用于血热病症）食物：藕、茄子、黑木耳、蕹菜、向日葵子、食盐、芹菜、丝瓜。

清热解毒类（用于热毒病症）食物：绿豆、赤小豆、豌豆、苦瓜、马齿苋、荠菜、南瓜、苜蓿菜。

清热利咽类（用于内热咽喉肿痛病症）食物：橄榄、罗汉果、荸荠、鸡蛋白。

清热解暑类（用于暑热病症）食物：西瓜、绿豆、赤小豆、绿茶、椰汁。

清化热痰类（用于热痰病症）食物：白萝卜、冬瓜子、荸荠、紫菜、海蜇、海藻、海带、鹿角菜。

温化寒痰类（用于寒痰病症）食物：洋葱、杏子、芥子、生姜、佛手、香橼、桂花、橘皮。

止咳平喘类（用于咳嗽喘息病症）食物：百合、梨、枇杷、落花生、杏仁、白果、乌梅、小白菜。

健脾和胃类（用于脾胃不和病症）食物：南瓜、包心菜、芋头、猪肚、牛奶、桤果、柚、木瓜、栗子、大枣、粳米、糯米、扁豆、玉米、无花果、胡萝卜、山药、白鸭肉、醋、芫荽。

健脾化湿类（用于湿阻脾胃病症）食物：薏苡仁、蚕豆、香椿、大头菜。

驱虫类（用于虫积病症）食物：榧子、大蒜、南瓜子、椰子肉、石榴、醋、乌梅。

消导类（用于食积病症）食物：萝卜、山楂、茶叶、神曲、麦芽、鸡内金、薄荷叶。

温里类（用于里寒病症）食物：辣椒、胡椒、花椒、八角茴香、小茴香、丁香、干姜、蒜、葱、韭菜、刀豆、桂花、羊肉、鸡肉。

祛风湿类（用于风湿病症）食物：樱桃、木瓜、五加皮、薏苡仁、鹌鹑、黄鳝、鸡血。

利尿类（用于小便不利、水肿病症）食物：玉米、赤小豆、黑豆、西瓜、冬瓜、葫芦、白菜、白鸭肉、鲤鱼、鲫鱼。

通便类（用于便秘病症）食物：菠菜、竹笋、番茄、香蕉、蜂蜜。

安神类（用于神经衰弱、失眠病症）食物：莲子、百合、龙眼肉、酸枣仁、小麦、秫米、蘑菇、猪心、石首鱼。

行气类（用于气滞病症）食物：香橼、橙子、柑皮、佛手、柑、荞麦、高粱米、刀豆、菠菜、白萝卜、韭菜、茴香菜、大蒜。

活血类（用于血淤病症）食物：桃仁、油菜、慈姑、茄子、山楂、酒、醋、蚯蚓、蚶肉。

止血类（用于出血病症）食物：黄花菜、栗子、茄子、黑木耳、刺菜、乌梅、香蕉、莴苣、枇杷、藕节、槐花、猪肠。

收涩类（用于滑脱不固病症）食物：石榴、乌梅、芡实、高粱、林檎、莲子、黄鱼、鲇鱼。

平肝类（用于肝阳上亢病症）食物：芹菜、番茄、绿茶。

补气类（用于气虚病症）食物：粳米、糯米、小米、黄米、大麦、山药、莜麦、籼米、马铃薯、大枣、胡萝卜、香菇、豆腐、鸡肉、鹅肉、鹌鹑、牛肉、兔肉、狗肉、青鱼、鲢鱼。

补血类（用于血虚病症）食物：桑葚、荔枝、松子、黑木耳、菠菜、胡萝卜、猪肉、羊肉、牛肝、羊肝、甲鱼、海参、草鱼。

助阳类（用于阳虚病症）食物：枸杞菜、枸杞子、核桃仁、豇豆、韭菜、丁香、刀豆、羊乳、羊肉、狗肉、鹿肉、鸽蛋、雀肉、鳝鱼、海虾、淡菜。

滋阴类（用于阴虚病症）食物：银耳、黑木耳、大白菜、梨、葡萄、桑葚、牛奶、鸡蛋黄、甲鱼、乌贼鱼、猪皮。

第三节　基于"药食同源"理论下的膳食举例

随着时代的发展和社会的进步，人们的生活水平日益提高。但与此同时，很多高生活水准下的"富贵病"也随之而来，高血压、高血糖、高血脂、高体重、高尿酸等都与饮食有很大的关系。甚至众多癌症的发生，都与暴饮暴食、饮食无度有关系。所以，自古以来历代养生家都极为重视通过膳食来防治疾病。且在中医药典籍《太平圣惠方》《本草纲目》等众多论著中，均有诸多药粥、药酒、药糕等膳食方。我国地域广博，物产丰饶，人们在中医药理论的指导下，将中药与某些具有药用价值的食物相配伍，并采用我国独特的烹调技术，制作成色、香、味、形兼备的食品，使其具有防病治病、滋补强身、抗老延年的作用，无形中将"药食同源"理论在实践中运用得淋漓尽致。现选录部分简便易行、效果确切的药膳方如下：

一、药膳猪脚

1. 食材

猪脚 900 克，水 800 毫升，当归 1 片，川芎 3 片，黄芪 20 克，熟地 1/2 片，桂枝少许，蜜甘草 3 片，人参须 15 克，黑枣 3 个，红枣 5 个，枸杞 10 克，米酒 300 毫升。

2. 做法

把猪脚洗净后，放入滚水中余烫约 5 分钟，捞出泡冰水待凉，备用；把所有药膳材料用清水洗一下，沥干水分，将当归、川芎、黄芪、熟地、桂枝、蜜甘草放入棉布包中绑好；准备一传统电锅，锅内放入猪脚与药材包，再加入人参须、黑枣、红枣与米酒，续加 2 杯水，按下开关煮至开关跳起，再焖约 10 分钟；翻动一下锅内材料，接着加入枸杞，续加 2 杯水，熟后继续焖约 10 分钟即可。

3. 功效

用于妊娠期妇女产后乳少、气血亏虚等。

二、苡仁粥

1. 食材

薏苡仁 90 克、薄荷 9 克、荆芥 9 克、葱白 90 克、豆豉 30 克。

2. 做法

将薏苡仁和三味药材洗好，葱白洗好切成 5 厘米长的葱段，放入锅中，放水超过药，烧开后改用温火煮 10—15 分钟，待薏苡仁开花煮烂后即可食用。

3. 功效

有治疗风湿、手热、心烦功效。

三、生地粥

1. 食材

生地黄 150 克、米 75 克、白糖 60 克。

2. 做法

将生地黄（鲜品）切碎加水煮开 30 分钟，去渣后，取汁再煎缩一小碗左右待用，将米洗净，煎粥状后加入生地黄药汁拌糖食用。

3. 功效

有滋阴益胃、凉血生津功效，治疗食少、目赤、糖尿病、肺结核病。

四、红枣糯米粥

1. 食材

山药粉 12 克、薏苡仁 50 克、荸荠粉 60 克、大枣 6 枚、糯米 250 克、白糖适量。

2. 做法

将薏苡仁用水洗净后放入锅内加水，待薏苡仁煮至开花后，再将糯米、大枣洗净后加入同煎烂。等到锅中米粥烂后，再将山药粉洒入锅中搅匀，待 15—20 分钟后，将荸荠粉放入锅中调匀，食用时加适量白糖食用。

3. 功效

适用于慢性肠炎、贫血、营养不良等。有生津止渴、利湿止泻、健脾益气功效。

五、高粱粥

1. 食材

高粱米 60 克、桑螵蛸 12 克。

2. 做法

将桑螵蛸煎 3—5 次，取汁一大碗，取洗净的高粱米，用文火煮熬成粥食用。

3. 功效

适用于小儿体虚遗尿、尿频，成人尿频、肾虚阳痿。有补脾益肾、

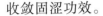

收敛固涩功效。

六、竹叶粥

1. 食材

竹叶 50 片、石膏 60 克、砂糖 30 克、糯米 60 克。

2. 做法

将竹叶洗净后，切段与石膏、糯米、砂糖共放入锅中，加水 1000 毫升，煎 20—30 分钟后取汁待用。

3. 功效

清热泻火。

七、鹿肉粥

1. 食材

鹿肉 50 克、大米 250 克，食盐、葱花、姜末适量，胡萝卜 30 克。

2. 做法

将大米洗净，鹿肉切碎，胡萝卜切成碎块，（用热水烫一下）将鹿肉下锅，用开油炒熟，加胡萝卜、食盐、葱花、姜末略炒后，加水煎开后加大米煎成粥，熟后食用。

3. 功效

适用于产后无乳、气血虚患者。有补血脉、益气功效。

八、甘蔗粥

1. 食材

甘蔗汁 1500 克、高粱米 120 克。

2. 做法

将甘蔗去皮取汁待用，高粱米洗净后与甘蔗汁共煎成粥服用。

3. 功效

适用于消化不良、便秘、口干、老年邪热咳嗽。有清热生津功效。

九、红糖姜茶苏叶饮

1. 食材

姜片 3 克，老红糖 15 克，紫苏叶 3 克。

2. 做法

将姜片清洗，切成细丝，与紫苏叶一起放进瓷杯茶具内，再加老红糖，用沸水冲调，盖上盖温 10 分钟，趁热服食。

3. 功效

舒经补虚祛寒。

十、五味枸杞子饮

1. 食材

五味子 50 克，枸杞 50 克，白砂糖 20 克。

2. 做法

五味子用小茶包袋装好与枸杞一起放进石锅内，加净化水 1500 毫升，用慢火煎沸，滤掉药水，倒进盖杯里，加白砂糖搅拌，分次食用。

3. 功效

滋补肝肾。

十一、黑芝麻粥

1. 食材

粳米 30 克，黑芝麻 20 克，盐 2 克。

2. 做法

将黑芝麻清洗，炒出香味；黑芝麻加食用盐少量，捣碎备用；将粳米清洗干净，放进石锅，加适量冷水，煮至成粥，加入黑芝麻粉，就可以服用。

3. 功效

润五脏，强筋壮骨，养血力。

十二、花生仁小豆鲫鱼豆腐汤

1. 食材

花生仁 200 克，红小豆 120 克，鲫鱼 1 条。

2. 做法

将花生仁、红小豆各自清洗，沥去水分；鲫鱼破腹去鳞及肚肠，一起放进海碗中，加上料酒、食盐少量，用火隔水蒸炖，待沸后，改成文火炖至花生仁熟烂即可。

3. 功效

健脾和胃，利湿消肿。

十三、灵芝红枣乌鸡煲

1. 食材

乌鸡 1 只，灵芝 25 克，菜胆 50 克，黄酒 10 克，鸡精、味精各 2 克，鸡油 30 克，红枣 8 枚，竹笋 30 克，葱、姜、盐、胡椒粉少许。

2. 做法

灵芝切成片，用鳖血炒制；乌鸡去毛、内脏及爪，洗净；红枣去核洗净；竹笋用温水发透；菜胆洗净；姜葱切段；灵芝、乌鸡置锅中，大火煮沸，再用文火蒸 25 分钟，加竹笋、菜胆、鸡精、黄酒、味精、盐、胡椒粉、鸡油煮熟，即成。

3. 功效

益精气、止咳喘、安神、降血糖、利关节，适用于老年性慢性气管炎、支气管哮喘、高血糖等。

十四、罗汉果煲猪肺

1. 食材

罗汉果 1 个，猪肺 24 克，调料品适量。

2. 做法

将罗汉果洗净，切成薄片；猪肺切成小块，挤出泡沫，洗净放入砂锅中，加水适量；再放入罗汉果片同煮，煮后加入调料，即可食用。

3. 功效

润肺止咳、清热化痰，适用干燥热咳嗽。

十五、猪肝绿豆粥

1. 食材

新鲜猪肝 100 克，绿豆 60 克，大米 100 克，食盐、味精适量。

2. 做法

将绿豆、大米洗净，同放锅中大火煮沸后改用小火慢慢熬，煮至八成熟时，将切成片或条状的猪肝放入锅中同煮，熟后再加调味品即成。

3. 功效

补肝养血、清热明目、美容润肤，可使人容光焕发，特别适合面色蜡黄、视力减退、视物模糊的体弱者。

十六、银莲百合羹

1. 食材

银耳（雪耳）5 克，莲子肉 15 克，干百合 10 克，鸡蛋 1 个，冰糖适量。

2. 做法

银耳浸泡洗净，与莲子肉、干百合同放入砂锅中，加适量清水，煮到莲子肉烂，加入鸡蛋、冰糖，待鸡蛋熟后，即可服用。

3. 功效

滋燥润肺，补脾宁心，是秋季调理身体的佳品。一般小儿可常食。口燥咽干或肺燥干咳无痰者，亦可食用。

十七、雪梨南杏润肺汤

1. 食材

雪梨 2 个，南杏仁 12 克，北杏仁 6 克，蜜枣 4 个，猪肺约 200 克。

2. 做法

雪梨去心切片，南杏仁去皮，北杏仁去皮；猪肺洗净切小块，用少许食油在铁锅中炒透，加入适量开水，与蜜枣同放入砂锅中，煲 1 至 2 小时，便可食用。

3. 功效

此汤清肺热，润肺燥，止咳化痰。适合口燥咽干，肺燥干咳，大便秘结者饮用。一般小儿饮用，对预防咽喉炎有一定疗效。

十八、无花果炖瘦肉

1. 食材

无花果 2 个，瘦肉 100 克，蜜枣 1 个。

2. 做法

将猪肉洗净并飞水切块，再将洗净的无花果、蜜枣放入炖盅内，加清水 300 毫升，隔水炖 2 小时即可。

3. 功效

适用于痔疾肿痛出血，脾胃虚弱，消化不良，泻痢及肝阳积热之目赤肿痛等。

十九、川贝母蜜枣瘦肉汤

1. 食材

排骨 320 克，川贝母 80 克、蜜枣 10 粒、姜 2 片、热水 1500 毫升。

2. 做法

将川贝母泡水约 10 分钟；将蜜枣冲洗好备用；将排骨洗净后氽烫，再捞出备用。将所有材料放入炖盅里，加入热水，放入蒸笼或蒸锅中炖 1.5 小时，再加盐调味即可。

3. 功效

止咳、清肺、化痰。

第五章

常见中药制剂制作方法

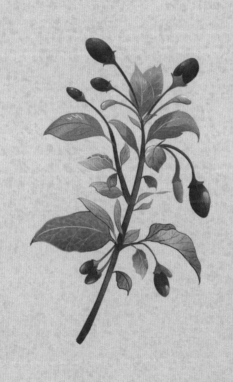

第一节　大山楂丸的制作

暑假开始了，同学们都在暑假里享受着快乐的假期生活。这一天，小明、小胖一同玩耍，小明问小胖："暑假几天没见，你好像有些发胖了，是不是暑假开始吃了太多好吃的？"小胖自豪地说："那还用说？自然是品尝了很多美食，火锅、烧烤、炸鸡、饮料，都吃个够，但是最近天气太热，看到好吃的反倒没有胃口啦。"小明说："没胃口？""是呀！哪怕好吃的放在面前，也没有想吃的想法。"小胖答道。

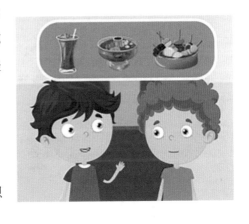

这是怎么回事？原来小胖贪嘴吃了太多，超出了脾胃的消化能力，时间久了，身体出现了消化不良的症状，一旦出现这些症状，就提示我们，脾胃功能失常，身体内出现了饮食停滞、不能消化的问题。但是不要担心，只要控制饮食结构，配合服用具有消食化积功能的"大山楂丸"，症状很快会缓解。

一、为什么贪嘴会导致脾胃功能失常？

很早以前，中医经典《黄帝内经》已经有了"膏粱之变足生大丁"的记载，提醒我们在大快朵颐的时候，谨记贪食肥甘厚味带来的健康

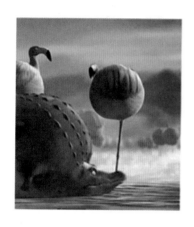

腹

胀

危害。

无有美酒不成席，泛着麦香的凉啤酒，是夏季里消暑的第一选择。曾几何时，啤酒、烧烤成了最美的夏季生活。殊不知酒为粮食精，但并非是越喝越年轻。酒乃湿热之品，贪杯必然导致湿热内蕴。在中医理论中，人体五脏中的脾脏，喜燥而恶湿，故长期饮酒，脾失健运，导致一连串的健康问题。

烤肉等各种美食，在我们大快朵颐以后，除了味蕾与精神的满足，或许我们的身体已经提示着一些异常的状况。首先就是腹胀，这种感觉往往不同于享受美食后的饱腹感。腹部胀满不适，满而不痛，这种感觉就是腹胀。饱食之后的腹胀，一般提示着我们吃的东西已经超出了胃肠能够处理的范围。通常伴随腹胀发生的症状是嗳气，就是我们俗称的"打嗝"。

ǎi　qì

嗳　气

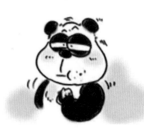

日常生活中，嗳气往往是饮食中吞入气体所致。但伴随腹胀的嗳气，或是说称之为病症的嗳气往往是由胃肠道功能紊乱导致。这种嗳气的表现就是伴随腹胀发生，嗳气中或含有食物的酸腐味或伴随胃部灼热、恶心等其他症状。如果饮食后常常出现腹胀、嗳气症状，就可以初步诊断为伤食或饮食不节。这便是美食带给我们的最早病症。

长时间的饮食不节会逐渐危害人体正常的消化功能。于是"食欲不振"。面对着美食，也逐渐地失去了之前的欲望和欣喜，吃一点儿就饱了，或是干脆不觉得饥饿。贪恋美食却最

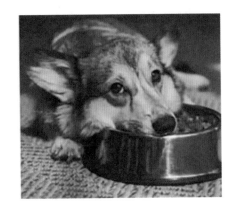

终导致厌倦美食，疾病的转变就是这样无常。贪恋美食，长久的消化负担终于导致了胃肠功能的失调。

二、大山楂丸使用的药材

大山楂丸是开胃消食的中成药，它里面虽然只有三味药——山楂、炒六神曲、炒麦芽，但是各个"身怀绝技"，炒焦以后的三味药合在一起被称为焦三仙，也是消食积的良药，在治疗食积腹痛、腹胀、腹泻方面效果可谓非凡。大山楂丸是一种家庭常备的药物，对各种饮食积滞都具有很好的促消化作用，治疗饮食内停导致的食欲不振、脘腹胀闷、消化不良效果良好。下面让我们来了解一下都有哪些药材吧！

1. 山楂

一种闻起来有山楂的酸味的药材是"山楂"，制作大山楂丸，顾名思义，药丸中最主要的成分就是山楂了。山楂具有消食化积，行气散瘀的功效。日常生活中有一些经历会让我们对山楂健胃消食的功能有所认识，如当我们吃完冰糖葫芦，会觉得胃口大开，这就是对山楂消食功效的直观感觉。我们平时见到的山楂是圆圆的红色小果实，但在山楂丸的制作中，我们需要将山楂干磨成粉，才能方便制作药丸。山楂善于治疗进食油腻食物过多导致的食积，尤其对牛、羊、猪、鸡等肉类食物产生的腹胀腹痛效果明显。

2.炒六神曲

制作大山楂丸的第二种药材，叫"炒六神曲"。六神曲是一种经过炮制加工的药材，是用几种药材与水、白面混合发酵制成的，具有消食和胃的功效。由于六神曲本身就是通过发酵制成的，所以它对促进酒酿这类的食物的消化特别有效。当然了，为了方便我们的加工，要将炒制后的六神曲磨成药粉状态。

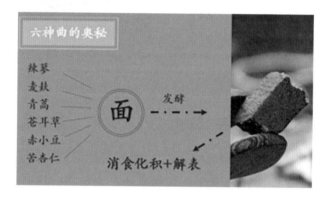

制作原料: 鲜青蒿、鲜苍耳草、鲜辣蓼、赤小豆、杏仁、麦麸与白面、水。

先将赤小豆煮烂，杏仁碾成泥状，鲜青蒿、鲜苍耳草、鲜辣蓼切成碎末，再与面粉、麦麸混合，加清水适量搅拌揉成团块，置于30—37℃湿润处，用浸润的麻袋或粗布盖好，经常保持湿润，待其自然发酵，经2—3天至有香气，生出霉衣时取出，晒干。用时砸成小块，放锅内炒至焦黄色，晾凉即可。

神曲具有"消导之最"的美誉，可见在消食方面是首选药材。在制作的过程中，六神曲里加入了青蒿、苍耳草等药材，因此六神曲也具有清热解暑、祛风解表作用，在治疗食积不消、胃部饱胀、食欲不振等消化不良并伴随鼻塞流涕、发热恶寒等外感风寒之症的疾病时效果颇佳。

3. 炒麦芽

第三味药是"炒麦芽"，也是制作大山楂丸的最后一种药材，麦芽同样具有"消食化积"的功效。麦芽就是小麦或大麦的芽，这是发芽的过程，麦种经过浸泡，播种在温暖潮湿的环境中，经过几天的生长，麦种萌发出幼芽，此时收获的麦芽称之为生麦芽，经过炒制，就成了炒麦芽。我们平时食用的米、面与麦芽属于同源，所有炒麦芽特别擅长消除米面类的饮食停滞，以及幼儿乳食不化、呕吐溢奶等病症效果好。

4. 蜂蜜

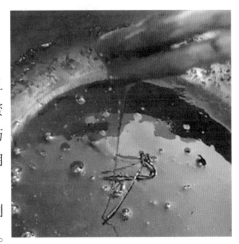

为了制作药丸和完善药效，还要用到蜂蜜。蜂蜜质地黏稠，能够将药粉黏合形成药丸，而且蜂蜜不易变质，药丸中添加蜂蜜可以延长保存时间。我们制作药丸中使用的蜂蜜并不是日常食用的蜂蜜，而是经过炼制的中蜜。生蜂蜜性偏凉，用于清热。炼制过的蜂蜜性温，可用于滋补脾胃。丸剂中的蜂蜜不仅是赋形剂，也是一味中药。

（1）制作中药蜜丸的炼蜜方法

炼蜜前应选取无浮沫、死蜂等杂质的优质蜂蜜，若蜂蜜中含有这类杂质，就必须将蜂蜜置锅内，加少量清水（蜜水总量不超过锅的1/3，以防加热时外溢）加热煮沸，再用药筛滤过，除去浮沫、死蜂等杂质，再入锅内加热，炼至需要的程度即可。优质蜂蜜就无须滤过这一环节。

（2）怎样选择蜜

炼蜜程度分嫩、中、老三种。这三种程度的确定，过去老一辈的中医是采取眼观、手捻、冷水测试等"看火色"的方法，没有多次的实践是难以掌握准确的。如今加用检测炼蜜温度的方法就容易了。

（3）炼蜜的工艺

嫩蜜：系指蜂蜜加热至 105 ~ 115℃而得的制品。嫩蜜含水量在20%以上，色泽无明显变化，稍有黏性。适用于黏性较强的药物制丸。

中蜜：系指蜂蜜加热至 116 ~ 118℃，满锅内出现均匀淡黄色细气泡的制品。炼蜜含水量约为 10 ~ 13%，用手指捻之多有黏性，但两手指分开时无长白丝出现。中蜜适用于黏性适中的药物制丸。

老蜜：系指蜂蜜加热至 119 ~ 122℃，出现有较大的红棕色气泡时的制品。老蜜含水量仅为 4% 以下，黏性强，两手指捻之出现白丝，滴入冷水中成边缘清楚的团状。多用于黏性差的矿物或纤维较重的药物制丸。

三、古代制作丸剂使用的工具

搓丸板是制作丸药的工具，它由上、下两块带有凹槽的木板组成。做药丸之前，先在药槽内刷芝麻香油以润滑，然后用蜜和好药团，搓成药条，再置于搓丸板的沟槽底板上，将上、下两板对合，然后由轻至重前后搓动数次，直至丸条被切断且搓圆成丸。

四、大山楂丸的制作方法

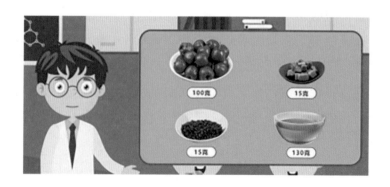

1. 原料

任何处方都是有药材比例的，大山楂丸也不例外，这些药材和原料应用的比例是这样的：山楂 100 克；炒六神曲 15 克；炒麦芽 15 克；蜂蜜 130 克。

2. 工具

除了这些药材，我们还需要一些制作过程中必备的工具：丸衣壳若干，砧板 1 块，筷子 1 根，芝麻油 30 克，盆 1 个，家用电子秤 1 个。为了保证卫生，需要佩戴口罩、手套和围裙。

3. 制作方法

（1）均匀地混合药粉

将三种药材的粉末倾倒在盆中，用筷子在盛有药粉的盆中不断搅拌，直到三种药粉完全混合成颜色均匀一致的粉末。

（2）加入蜂蜜

将炼好的蜂蜜加热至流动状态良好，再将蜂蜜缓缓加入到装有药粉的盆中，持续搅拌，让蜂蜜和药粉充分混合，逐渐形成多个大小不一的药团。

（3）成团

将多个大小不一的药团团成一个大药团，并揉至表面光滑。

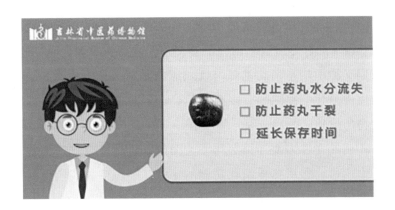

（4）搓条

将药团放在砧板上，揉搓成一长条，备用。

（5）搓丸

将搓好的条分成小剂子，用电子秤称量每个剂子9克，"大山楂丸"属于大蜜丸，直径约2厘米，重量9克。将小剂子放在手心揉搓至表面光滑的球形。

（6）裹油

将香油放置于手心，再把搓好的药丸放在手心，二次揉搓。这样就可以在药丸表面滚裹一层香油。包裹一层芝麻油可以保护药丸不受潮和保持内部湿润，使药丸一直保持柔软的状态，另一方面还可以改善口感。

（7）包装

将做好的药丸放入丸衣壳内，待到服食时取出即可。

4. 用法用量

口服。一次1—2丸，一日1—3次；小儿酌减。

一般来说，大山楂丸的保存期很长，我们在制作过程中使用的中蜜是一种不易变质的材料，可以保证蜜丸长久不变质，但是我们今天制作大山楂丸的环境并不是大药厂那样的无菌操作环境，所以制作出来的大山楂丸经过很长时间后，口感可能随着芝麻油的挥发而改变。如果我们将自制的大山楂丸放入冰箱中冷藏，一般可以保存3个月左右。

大山楂丸具有开胃消食的功效，大山楂丸由三种药材组成，分别是山楂、六神曲和炒麦芽。山楂能够促进消化各种饮食，尤其是肉食，所以我们又称山楂是消化油腻肉食积滞的要药，与山楂不同，六神曲为擅长促进消化酒酿之品。麦芽与米、面同源，所以麦芽可以促进淀粉类食物的消化，如米、面、薯、芋等，麦芽还具有回乳消涨的作用，所以哺乳期的女性需要谨慎服用。大山楂丸虽然可以促进消化，但它毕竟是中成药。保持脾胃消化功能的正常，还得依靠我们生活中合理的饮食结构，面对美味佳肴，一定不要过分贪嘴。

第二节　护手霜的制作

　　"美人荷裙芙蓉妆，柔荑紫雾棹龙航。"这是唐代诗人鲍溶所写的《水殿采菱歌》中的诗句，描绘的是穿着美丽裙子，画着艳丽妆容的秀美姑娘，用纤纤玉手划着龙船。诗中的柔荑指的是植物初生的叶芽，旧时多用来比喻女子柔嫩洁白的手。想要拥有这样羊脂般光滑的手指，当然少不了"护手霜"的存在。古代护手霜被称为"手脂"。东晋时期葛洪的《肘后备急方》中，记载了用猪胰制作手脂的方法。把猪胰中的润滑汁液与药油混合，再加入研磨好的冬瓜、杏仁细末，这样制成的白色油膏可以起到滋养、光滑手上皮肤的作用。

一、护手霜的起源、应用

　　今天，随着科学的发展，我们能够用上各种各样的护肤产品，但是你知道吗？护手霜远在先秦的时候就已经存在了，并且它还在一场战争中派上了大用场，那具体是怎么回事呢？在《庄子·逍遥游》中有这样一段记载：宋人有善为不龟手之药者，世世以洴澼絖为事。客闻之，请买其方百金。聚族而谋曰："我世世为洴澼絖，不过数金。今一朝而鬻技百金，请与之。"客得之，以说吴王。越有难，吴王使之将。冬与越人水战，大败越人，裂地而封之。能不龟手一也，或以封，或不免于洴澼絖，则所用之异也。

　　故事的讲的大致内容是：宋朝有一户善于制作防止手部龟裂的药物的家族，他们世世代代以漂洗衣物为生。有一个客人听说了他们拥有这样的配方，愿意以百两银子买这个药方。于是宋人就把族人召集在一起开会，商量要不要把这个药方卖给他："我们世世代代都以洗衣为生，可是所得也不过几两银子而已。如今卖掉这个方子，一下子就能赚一百两，我看我们还是答应吧。"

这个人得到这个药方后，就去吴王那里自荐为官。一次，越国军队发难攻打吴国，吴王派他做将军，率军还击。在冬天里与越国军队进行水战，因为拥有这个药方，而使士兵的手即使在寒冷的水中也不会龟裂，所以打败了越军，吴王分给他土地，封他为诸侯。而这个方子也就是我们说的护手霜。

护手霜除了护手外，它还能够发挥出更大的作用。对于宋人来说，护手霜就只是一个简单的防止手龟裂的药而已，而对于吴人，却能以它赢得一场战争。

我们现在了解的护手霜是一种能愈合及抚平肌肤裂痕，干燥，有效预防及治疗秋冬季手部粗糙干裂的护肤产品，而上面这个故事说的也是这样的情况，但是我们并不知道护手霜具体是怎么制作的。东晋时期，医书《肘后备急方》中就出现了制作护手霜的具体方法。这本医书的作者就是葛洪。葛洪，字稚川，自号抱朴子，是东晋道教理论家、著名炼丹家和医药学家，世称小仙翁。而以他自己命名的《抱朴子》继承和发展了东汉以来的炼丹法术，对之后道教炼丹术的发展具有很大影响。同时葛洪还撰有医学著作《玉函方》一百卷（已佚）、《肘后备急方》三卷，内容包括各科医学，其中有世界上最早治天花等病的记载。而我们熟知的屠呦呦获得诺贝尔医学奖的青蒿素的灵感就是来源于葛洪。

【备急手脂方】

【处方】猪胰一具，白芷、桃仁（去皮）、细辛各一两，辛夷、冬瓜仁、黄栝楼仁各二两末，酒二升。

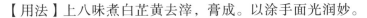

【用法】上八味煮白芷黄去滓，膏成。以涂手面光润妙。

在这里我们可以清楚地了解到，护手霜的主要功能和护肤霜类似，手脂可以使手部柔嫩洁白、光滑、细腻。而在药王孙思邈的《千金翼方》中也有关于手脂方的记载。

【处方】桃仁、杏仁（去皮）各二两，橘仁一合，赤芍十枚，辛夷仁、芎䓖、当归各一两，大枣三十枚，牛脑、羊脑、白狗脑各二两，无白狗脑各狗亦得。

上十一味，捣，先以酒渍脑，又别以酒六升煮赤芍以上药令沸，待冷乃和诸脑等匀，然后碎辛夷等三味，以绵裹之，枣去皮核，合纳酒中，以瓷器贮之，五日以后光洗手讫，取涂手，甚光润，而忌火炙手。

护手霜可以保持手脂皮肤水分的平衡，可以使手部柔嫩洁白。同时还能补充重要的油性成分、亲水性保湿成分，并能作为活性成分和药剂的载体，使之为皮肤所吸收，达到调理和营养皮肤的目的。

二、护手霜的成分组成

护手霜和护肤霜的主要成分基本相同，其成分大致可以分为四大类，即水相成分、油相成分、乳化剂及其他组分。

我们可以看见护手霜背面的成分当中有很多种类，像甘油、水、三乙醇胺、聚二甲基硅氧烷等成分几乎是每种类型的护手霜中都有，那它们都是什么成分的呢？是带有油字的一定是油相成分吗？其实并不一定，像甘油就不是油相成分，甘油的化学式为丙三醇，它是有三个羟基的化学物质，且它是分子量较小的醇，可以与水任意比例互溶。互溶，我们用专业词语来说就是相似相溶。易溶于水的属于水相，不易溶于水的属于油相，也称有机相。再简单一点说，就是把该物质与水混溶，能形成透明溶液的属水相；分层或浑浊的属油相。接下来我们就具体看一下什么是油相，什么是水相。

1. 油相成分

（1）烃类

烃类化合物是碳氢化合物的统称，是由碳原子与氢原子所构成的化合物，主要包含烷烃、环烷烃、烯烃、炔烃、芳香烃。烃类均不溶于水。常用于护手霜的烃类有角鲨烷、固体石蜡、液状石蜡、凡士林等。

（2）油脂

高级脂肪酸甘油酯，在室温下呈液态的称为油，呈固态的称为脂肪。常见于护手霜成分中的油有橄榄油、鳄梨油、杏仁油、月见草油；异硬脂酸、异硬脂醇等；鲸蜡硬脂醇等。

以上两类成分的主要功能是可以促进皮肤吸收药物和有效成分，为赋予皮肤柔软性、润滑性，增加皮肤表面光泽。在皮肤表面形成油膜，从而抑制水分蒸发。

（3）类脂类

如蜂蜡、鲸蜡、羊毛脂等。蜡类成分主要是作为固化剂提高产品稳定性；提高油相的熔点，增强皮肤表面疏水膜，赋予产品光泽。

（4）硅酮类

如二甲基硅氧烷、环苯基聚甲基硅氧烷、环聚二甲基硅氧烷等。

2. 水相成分

（1）纯净水

（2）保湿剂

如甘油、丙二醇、1，3- 丁二醇、聚乙二醇、山梨醇、氨基酸等。其功能为角质层保湿、改善使用感、溶解水溶性成分。

（3）水溶性聚合物

如黄原胶、瓜尔豆胶、海藻酸酯、羟乙基纤维素、卡波姆、丙烯酰胺、硅铝酸盐等。这类水相不仅仅充当水相，还是制作护手霜当中助乳化剂，可以起到分散和悬浮的作用，能增加稳定性、调节流变性，

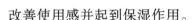

改善使用感并起到保湿作用。

（4）水溶性脂类

如乙氧基化甘油酸三酯、PEG-40 蓖麻油、PEG-60 杏仁甘油酯、PEG-42 巴巴苏甘油酯等。这类成分同水溶性聚合物类似，可以调节产品的黏性，改善产品的肤感。

（5）低碳醇

如乙醇、异丙醇。能够溶解其他成分，调节黏度。

3. 乳化剂

乳化剂的主要功能是乳化乳液，增加乳剂的黏度，促使乳剂形成并保持稳定。下面就为大家介绍一些常用的乳化剂。

（1）新生皂类

护手霜常见使用钠、钾、铵的氢氧化物或三乙醇胺等有机碱与脂肪酸（如硬脂酸）作用生成的新生皂。

（2）脂肪醇硫酸（酯）钠类

如十二烷基硫酸钠或十六烷基硫酸钠等，常与鲸蜡醇合用做乳化剂。

（3）聚山梨酯类

商品名为吐温。

（4）脂肪酸山梨坦

商品名为司盘。

（5）硬脂酸甘油酯

4. 其他

（1）防腐剂

如羟苯甲酯、羟苯丙酯、苯甲酸等。（主要起抑菌作用）

（2）抗氧化剂

如 BHT、BHA、α-生育酚、抗坏血酸酯等。（抑制和防止产品氧化）

（3）紫外线吸收剂

如二苯酮—5、甲氧基肉桂酸乙基己酯。（保护产品免受紫外线影响）

（4）螯合剂

如 EDTA 二钠。

（5）缓冲剂

如柠檬酸—柠檬酸钠、乳酸—乳酸钠。（调节 Ph）

（6）着色剂

（7）香精和香料

（8）中药提取物和活性物

①一般脂溶性药物，如各类中药精油，可直接溶于油相或用少量有机溶剂溶解，再与油脂性基质混合；水溶性药物，如少量中药提取液的浸膏可先溶于少量水，以羊毛脂吸收，再与油相混匀，或直接溶解于水相，再与水溶性基质混合。

②不溶于任何组分的药物或不经提取的药材，应用适宜方法先磨成最细粉，然后先与少量液状石蜡、甘油、植物油等研匀成糊状，再逐渐递加其余物质研匀。

③中药煎液、流浸膏等可先浓缩至糖浆状后再加入水相。

④对热敏感的药物或挥发性、易升华的药物加入时，温度应控制在 40℃左右，再与药物混合均匀。

三、护手霜的制作原理——乳化反应

我们都知道油和水是不相容的，为什么我们看到的护手霜并没有出现油水分离，而是像奶油一样洁白润滑呢？这是由于水与油在乳化剂的作用下，发生了乳化反应，使原本互不相容的两相，经过乳化制成了非均相的半固体。

四、护手霜的制作方法

1. 乳化法

将脂溶性组分加热至80℃左右使其融化，另将水溶性成分溶于水，加热至较油相温度略高时，将水溶液慢慢加入油相中，边加边搅拌，制成乳剂。

2. 新生皂法

新生皂法系油水两相混合时，两相界面生成新生态皂类乳化剂，再搅拌制成乳剂的方法。油中含有硬脂酸、油酸等有机酸，加入氢氧化钠、氢氧化钙、三乙醇胺等，在高温下（70℃以上）或振摇，以生成的新生皂为乳化剂，可形成乳剂。

 案例：人参护手霜

到了秋冬季节，由于天气干燥，人们常常会出现手部干燥、有裂痕的情况，而护手霜能够有效预防及治疗秋冬季手部粗糙干裂，经常使用可以使手部皮肤更加细嫩滋润。虽然市面上的护手霜种类很多，但是能够亲手制作一款"人参护手霜"是不是更好呢？

人参是我国珍贵的药用植物，中国历代医书对其都有详细的记载。人参是东北三宝之一，是吉林省最著名的道地药材，既有百草之王、百药之王的美誉，也因其奇妙的疗效和神秘的传说而闻名遐迩、驰名中外。

人参起源于2500万年前的第三纪的人参，它作为药用，最早出现在《神农本草经》，被列为上品，有"主补五脏，安精神……明目，开心益智，久服轻身延年"的功效。人参不仅发音与人身相同，同时具有类似人体的形态特征。例如：人参的地下生长部分有清晰可见的头、身、腿三部分，这与人的身体结构相似；人参叶片多为五复叶片，这与人的手掌相同；人参的种子与人的肾脏相同，并且孕育周期也是270天。

我们都知道人参的药用功效明显，但其实人参应用于美容护肤及治疗损容性疾病的历史悠久。在中国经典美容医书《千金方》《圣济总录》和《鲁府禁方》中均有含人参的美容方剂。明代《普济方》中记载人参不仅用于"泽面"等美容保健，而且还用于"面皯""面疮"等损美性疾病的治疗。到了清代，人参也是当时清宫中尤为崇尚的美容养颜佳品，如《慈禧光绪医方选议》中的"五芝地仙金髓丹"。不仅如此，人参能理气补虚，是用于治疗黄褐斑的常用药之一。

人参作为美容护肤佳品，不仅能够提高皮肤抗氧化酶活性，增加胶原蛋白含量，减少皮肤皱纹，还能保护紫外线引起角质形成细胞以及真皮成纤维细胞损伤，并且能抑制黑色素生成，达到美白作用。总结起来就是在护手霜中添加人参成分，可以更好地美白、抗氧化。

说了这么多人参美容的好处，那到底怎么制作人参护手霜呢？下面我们就为大家介绍制作人参护手霜的具体方法。在制作护手霜之前，我们首先要准备一下物品：

人参浓缩液 60 毫升，羊毛脂 2 克，白凡士林 25 克，尼泊金乙酯 0.1 克，硬脂酸 15 克，三乙醇胺 2 克，甘油 2 克，烧杯，量筒，蒸发皿，搅拌棒，分装瓶，注射器，小锅。

 制作方法

步骤一：将上述重量的硬脂酸、羊毛脂、白凡士林置于蒸发皿中，水浴加热至 75—80℃，搅拌均匀。

步骤二：另取人参浓缩液、甘油、尼泊金乙酯、三乙醇胺置于另一蒸发皿中，加热至相同温度并搅拌均匀，缓缓加入油相中，边加热边搅拌至完全乳化。

步骤三：取注射器吸取乳化好的护手霜，分装置至分装瓶中。

第三节　香皂的制作

"舍却胭脂胡粉，唯有澡豆杨枝。"这是敦煌曲子里的一小句，描绘的就是香皂的前身澡豆。澡豆是中国古代民间洗涤用的粉剂，以豆粉和面药（药粉）制成的细丸状而得名，用以洗手、洗面，能使皮肤滑润光泽。那澡豆是如何传入中国的？又是怎样演变成香皂的呢？在这节内容里，我们将了解它们在我国的起源、应用和演变。

一、澡豆的起源、应用

在古代，人们较最早使用淘米水清洁面部，在《春秋左传注疏》中就有记载，以淘米水洗面，不仅可去污渍，还具有润白皮肤的作用。而澡豆的起源，是从佛教传入中国开始的。它作为在佛经中的清洁用品，随着佛教的传入，在中华大地生根发芽。

但是唐朝以前，澡豆还是多为上层官员所使用，普通民众则是见所未见，闻所未闻。在《世说新语》当中有这样一段记载："王敦初尚主，如厕，见漆箱盛乾枣，本以塞鼻，王谓厕上亦下果，食遂至尽。既还，婢擎金澡盘盛水，琉璃碗盛澡豆，因倒箸水中而饮之，谓是乾饭。群婢莫不掩口而笑之。"故事讲述的是一位民间驸马王敦初见澡豆的趣事。王敦和公主成婚不久，一次如厕结束，婢仆用金碗端着一碗水，用琉璃盌盛着澡豆上前伺候。没见过澡豆的驸马爷把精致盘中的香豆面子当作一种食物，并把它倒入水中搅拌均匀，喝了下去，用我们现在流行的话说就是：干饭人干饭只用盆。而这事传到其他名门贵族的耳中，就变成了大臣们茶余饭后的谈资。

从这个小故事我们可以推测出，澡豆是用于清洁用的用品。但澡豆的应用还不是很普及，把中药和可以食用的豆类一起磨粉使用，注定了在当时那个年代，澡豆是一种奢侈品，平民不知如何去用，也再正常不过了；由此我们也看出，澡豆不仅可以清洁使用，还可以吃，而且味道可能还不错。

到了唐代，澡豆使用进入了鼎盛阶段。药王孙思邈这样写道："面脂手膏，衣香澡豆，士人贵胜，皆是所要。"可见，澡豆已经成为上至王公贵族，下至平民百姓的生活必需用品。

事实上澡豆通常由豆粉和面药（其他的中药粉末）组成，豆粉多由绿豆、豌豆、黄豆等豆类磨成细粉，中药粉末则会根据各医家的不同药方来进行变化。这些加以不同中药成分的澡豆在《千金方》《外台秘要方》《太平圣惠方》《普济方》等大量的医书中都有记载，当时的澡豆已经不仅仅作为清洁使用，而是加入了多味中药，起到了治疗疾病的作用，并且配比十分讲究。

下面就先看一下《千金方》中的三款澡豆方：

"白芷、青木香、甘松香、藿香各二两，冬葵子、瓜蒌仁各四两，零陵香二两，毕豆面三升（大豆黄面亦可），以上八味捣筛，用法如常。"方中的毕豆即豌豆，或绿豆、黄豆等豆类植物。豆类植物中多含有皂角苷，具有良好的去污清洁功效，澡豆方起清洁作用的就是它们。方中的白芷、青木香、藿香等中药材，除有美白之功效外，还可以除湿行气、消肿祛风、润泽皮肤；而甘松香、藿香、零陵香等具有香味中药的加入，更让香气久留肌肤。

"丁香、沉香、青木香、桃花、钟乳粉、真珠、玉屑、蜀水花、木瓜花各三两，奈花、梨花、红莲花、李花、樱桃花、白蜀葵花、旋覆花各四两，麝香一铢。上一十七味，捣诸花，别捣诸香，真珠、玉屑别研作粉，合和大豆末七合，研之千遍，密贮勿泄。常用洗手面作妆，一百日其面如玉，光净泽……"这款澡豆方已经讲究到了奢华，方中用到了多种花，同时还用到了麝香，让其芬芳怡人，并且可以去除黑头粉刺，让人白净润泽。

"白茯苓、土瓜根、商陆根、菱蕤、白术、芎劳、白芷、栝楼、藁本、桃仁（各六两，去皮）、皂荚（五挺，去皮子）、豆屑（二升）、猪胰（三具，曝干）、猪蹄（四具，治如食法，烂煮取汁）、面（一斗）。上十五味，取猪蹄汁拌诸药等，曝干，捣散，以作澡豆洗手面，妙。"具有抗皱、延年的功效。而此方中用到了猪胰和皂荚，这里的澡豆是用猪胰研磨成糊状，加入豆粉、香料、药物粉末等混合制成的小丸子。而方中最后写道"妙"，也说明古人所用的澡豆、面药等清洁类化妆品不仅具有基本的去污功能，还具有美白、润肤、去斑、去粉刺等功效，真的很妙。

在上一个澡豆方中，可以看到古人将皂荚和去除脂肪的猪胰腺洗净研磨成糊状，再加入澡豆粉、香料等，混合均匀，经过自然干燥便成可作洗涤用途的澡豆。豆粉中的卵磷脂有乳化的作用，这不但加强了澡豆的洗涤能力，而且还能起到滋润皮肤的作用，所以这种澡豆在当时是一种比较优质的洗涤剂。但由于要大量取得猪胰腺这种原料委实困难，所以澡豆未能广泛普及，只在少数上层贵族中使用，这也是之前讲的故事里驸马不认识澡豆的原因。

二、肥皂的起源、应用

除了澡豆，古代用于面部的清洁物品还有肥皂。关于肥皂起源的传说也有很多，相传4000年前古希腊的一个叫勒斯波斯的小岛上，人们用动物祭天，而焚烧动物后的木材灰与焚烧动物时溢出的脂肪混合产生了肥皂样的黄色物质。大雨过后，把这些黄色物质冲到当地妇女经常洗衣的河流中，而当她们洗衣服时，因为这些黄色物质的出现，衣服洗得更干净了。公元前3000年，美索布达米亚人发现植物燃烧后的灰烬产生的碱性物质，与油混合后，具有很强的去污能力，这也是肥皂的来源之一。另一种说法是古罗马的高卢人，每当节日来临的时候，便将羊油和山毛榉树灰溶液搅成稠状，涂在头发上，梳成各种发型。在一次节日庆典上，突然下起了大雨，大家的头发被淋湿，但却意外发现头发变干净了；还有一种说法是，古罗马人在祭神时，烧烤的牛羊油滴落在草木灰里，形成了"油脂球"。妇女们洗衣时发现，沾了"油脂球"的衣服更易洗干净。

16世纪，欧洲人开始使用植物油和草木灰制作肥皂，但这种肥皂的产量不是很高，所以只有一些王宫贵族才可以使用。1791年，法国化学家尼古拉·勒布兰研制出了工业纯碱的制备工艺，从此结束了从草木灰中制碱的古老方法，肥皂开始被大量制造。而这时肥皂开始传入中国，人们称这些外来的肥皂为"洋碱"。1823年，法国化学家尤金·契伏尔发现油脂与碱液反应可以生成硬脂酸钠，这便是肥皂的主要成分。

在"洋碱"传入我国前，我国北方人们除了用澡豆以外，会将天然的皂荚捣碎研细并加入其他香料，制成橘子大小的肥球，俗称"肥皂团"，也称之为香皂。而我国南方虽少有皂荚，但有一种黄金树结着肥硕的果实，人们把这种肥硕的果实称为肥皂子或肥皂果。这种"肥皂团"在明清时期都是贵族及富人才能使用的高档洗涤化妆品。

三、肥皂制作原理——皂化反应

皂化反应顾名思义，是制造肥皂过程中的反应，因此而得名。皂化反应是碱（通常为强碱）和酯反应而生成醇和羧酸盐的反应，尤指油脂和碱反应。狭义地讲，皂化反应仅限于油脂与 NaOH 或 KOH 混合，

$$
\begin{array}{c}
CH_2OOCR \\
| \\
CHOOCR \quad + 3NaOH \xrightarrow{\text{加热}} 3RCOONa + \\
| \\
CH_2OOCR
\end{array}
\begin{array}{c}
CH_2OH \\
| \\
CHOH \\
| \\
CH_2OH
\end{array}
$$

得到高级脂肪酸钠或高级脂肪酸钾盐和甘油的反应。同时反应中产生的甘油与水以任意比混溶，吸湿性强，常用作护肤剂。

$$油脂 + 氢氧化钠 \longrightarrow 高级脂肪酸钠 + 甘油$$

肥皂属于脂肪酸金属盐，由油脂、蜡、松香或脂肪酸等和碱类起皂化反应所得的脂肪酸盐，皆可称为肥皂。肥皂能溶于水，所以有洗涤去污作用。日常生活中我们也常常使用肥皂清洗衣物、袜子等。市面上有很多不同种类的肥皂、透明皂、香皂，那它们之间又有什么样的区别呢？接下来让我们慢慢了解。

四、香皂的成分

随着工业的向前发展。人们生活条件的不断改善，常见的洗手、洗脸、洗衣服的皂类越来越多，颜色也十分好看，其实它们的化学成分都是硬脂酸钠，从本质上讲，肥皂、香皂没有什么区别，但为什么又会有肥皂、香皂的叫法呢？这是主要是因为香皂除具有肥皂的成分外，还会添加一些其他成分，如精油、保湿剂、维生素等。除此之外，我们还会看到一些有中草药气味的药皂，药皂就是在生产肥皂的基础上添加了中草药原料。

其实我们的祖先们很早就意识到了皲裂的皮肤和枯槁的毛发需要油脂性的东西去滋润。因此在制作化妆品时，会使用身边可得到的动物的脂肪去充当这一油脂原料，具体的使用就包括猪脂、牛髓、羊脑、猪胰等。使用时多把这些油脂煎化，加入其他原料一块熬煮过滤即可制得。

而当时植物类原料在化妆品中的使用较多，不管是日常使用的清洁类化妆品还是发用类或美容类化妆品，都会使用很多植物性原料。如清洁类化妆品中经常使用白鲜皮、白僵蚕、甘草、香白芷、细辛、甘菊花等原料，面脂、面膏中常使用土瓜根、白附子、茯苓、黄芪等原料，发用类化妆品中常使用蔓荆子、续断、乌喙、当归、人参等原料，美容类化妆品中使用红蓝花、紫草、丁香、麝香、沉香等原料。从以上古代文献记录的大量化妆品制作使用的原料状况来看，中草药在古代化妆品中占有重要的地位。

说了很多制作香皂的原料和添加的成分，具体的制作手工皂的基本材料有哪些呢？其实，出乎大家预料的简单，只有油、氢氧化钠和水三种成分。

1. 油

香皂简单来说就是脂肪中的脂肪酸和氢氧化钠产生皂化反应而制成的，一般我们把常温下是液体的脂肪称作油，而把常温下是固体的称作脂肪。所以油在香皂的制作过程中扮演着极其重要的角色。那哪些油可以用来制作香皂呢？其实任何一种你想到的油，像是植物性的橄榄油、小麦胚芽油、棕榈油、大豆油或动物性的猪油、牛油皆可作为制作香皂的油。

2. 氢氧化钠与水

氢氧化钠，化学式为 NaOH，俗称烧碱、火碱、苛性钠，是一种具有强腐蚀性的强碱，一般为片状或颗粒形态，易溶于水，溶于水时放热，并形成碱性溶液。同时氢氧化钠有潮解性，易吸取空气中的水蒸气潮解，也会与空气中的二氧化碳反应变质。所以在使用完氢氧化钠后要记得将氢氧化钠放回塑胶瓶中，并置于阴凉处，以避免因潮湿而产生结块等现象。

除了氢氧化钠和油外，制作香皂时还需要水。水有什么用途呢？水主要是用来溶解氢氧化钠。同时水质的好坏会影响制成后的香皂品质，所以制作香皂最好选用蒸馏水、纯净水。除此之外，也可以使用牛奶、羊奶等奶制品充当水的成分，牛奶和羊奶的加入可以使香皂更滋润、嫩滑。

氢氧化钠的用量需要通过皂化价来算出。皂化价是指 1 克油脂皂化所需的氢氧化钠或氢氧化钾的数值。具体的皂化值见表。

类别	油	皂化值
1	杏仁油	0.136
2	棕榈油	0.141
3	椰子油	0.190
4	玉米油	0.136
5	猪油	0.138
6	牛油	0.144
7	大豆油	0.135
8	橄榄油	0.134
9	花生油	0.136

那具体怎么算呢，我们以制作香皂需要 150 克杏仁油和 150 克椰子油为例计算：

NaOH 用量 =150×0.136+150×0.190=48.9 克

水的用量（克）=NaOH 的量 /0.3–NaOH 的量或 NaOH 的量乘以 2.33 至 2.35

则水的用量为 48.9/0.3 –48.9=114.1 克或 48.9×2.33—48.9×2.35= 113.9 克—114.9 克

而在具体的制作过程中，为使做出来的皂完全不含 NaOH，制作香皂的时候可以适当减碱或超脂，就是适当减少 NaOH 的用量，或适当增加油脂的量。减碱的量一般为 NaOH 用量的 5%—10%，超脂的量一般为油脂用量的 5%—10%。

3. 添加物

制作香皂除了水、油、氢氧化钠以外，还可以加入其他一些天然的添加物，这些添加物不仅让香皂多了滋润、保湿、杀菌等功效，还能增加制作的趣味性、独特性。香皂中可以加入的添加物种类很多，比如传统的中药材提取物、食用的牛奶、柠檬汁等。但是，不管你选用何种添加物，别忘了"越后放越好"的大原则，避免受到皂化反应的影响，以保有其原色、原味和原形。

4. 染料（色素）

制作香皂时，因为使用的油的种类不同，所以在外观上会呈现不一样的色泽。为了增加其视觉效果，可以在制作时增添些有颜色的染料，不论是水性染料还是油性染料，皆可用于香皂的染色。在实际操作时，若选用粉状染料，油性的可先用白蜡油调制成液体状，水性的染料则以水调和即可。

5. 精油

在香皂中可以添加一些精油成分，以使身心舒缓，并达到心情愉悦的效果。在精油的选择上一般选用由天然植物提炼的芳香成分制成的精油，可以使用挥发油提取器将含挥发油成分的植物提取出来，也可以使用浸渍法将含挥发油成分的植物在油中浸泡，一般这里使用的植物都是具有功效的中药植物药。在精油的用量上一般选用的量为整体重量的 1%—5%。

6. 干燥植物

干燥的玫瑰花瓣、薰衣草、金盏花等各种香草植物，都可以加入到香皂中，但是由于氢氧化钠的存在，会使这些花瓣产生褪色或变色的现象。所以可以将它们冲成茶，以玫瑰花茶、薰衣草茶代替水即可。像其他美白的中药如茯苓、白芷、珍珠粉等，在制作香皂时，可以将其研磨成细粉，加入到香皂中。

五、制作香皂需要的工具

制作香皂需要温度计、手套、不锈钢盆、玻璃盆、打蛋器、量杯、量匙、香皂模具、秤。

六、香皂的制作方法

香皂的制作方法分为冷制法和热制法，在此基础上热制法又可以分为融化再制法和再生制皂法。

1. 冷制法

冷制皂最早出现在以家庭作坊方式出现的手工作坊，生产出来的产品就是我们之前说到的"胰子"。生产原料是动物油和碱反应。动物油一般是牛羊身上的油脂，碱是从燃尽的草木灰中结晶提取出来的。利用油脂中三酸甘油酯成分与碱液进行皂化，就是一般的冷制皂。冷制皂为最古老的制造方法，但冷制皂碱性较强，水分含量也较高，所以成型后，需经3—4个星期的熟成期才可使用。

以珍珠羊奶皂的制作方法为例：

原料：甜杏仁油400克，椰子油300克，乳木果油100克，氢氧化钠115克，羊奶292克，珍珠粉25克。

做法：

①将甜杏仁油、椰子油、乳木果油混合均匀。

②将羊奶冷冻加入氢氧化钠，搅拌均匀（羊奶冷冻后可以中和溶解氢氧化钠产生的热量）。

③氢氧化钠溶液冷却至室温下，将其加入到混合均匀的油中，不断搅拌，使其皂化。

④向搅拌均匀的皂化后的半固体皂液中加入研磨成细粉的珍珠粉，搅拌均匀。

⑤将上述皂液置于模型中，冷却，放于阴凉处静止48小时，脱模，切皂。

⑥制好的香皂需要进一步成熟，需放置30天后使用。

2. 热制法

热制法就是利用加热的方法，使油与氢氧化钠加快皂化反应的方法。热制皂与冷制皂相比，优点是不需要3—4个星期的熟成期，但其缺点是成皂不如冷制法细致，经高温制作容易把油脂的精华成分流失，热制皂的制作过程较冷制皂危险，需要佩戴好护目镜，且避免氢氧化钠喷溅。

以不透明香皂的制作方法为例：

原料：椰子油 200 克、乳木果油 200 克、棕榈油 100 克、含金盏花浸泡液的杏仁精油 100 克，氢氧化钠 85 克、纯净水 200 克、佛手柑精油 5 克、橘皮 20 克、柠檬黄适量。

做法：

①将椰子油、乳木果油、棕榈油放入不锈钢盆中，混合均匀，并隔水加热，用温度计测量保持至 50℃。

②将氢氧化钠与纯净水制成碱液。

③隔水将油与碱液搅拌均匀，保持温度 50℃，每搅拌 10 分钟，静置 5 分钟。重复此过程直到发生油水分离现象。出现此现象后再打皂 10 分钟。

④隔水皂化后加入佛手柑精油，将橘皮用粉碎机研磨成细粉后放入搅拌均匀，最后再加入数滴柠檬黄色素，搅拌均匀。

⑤将上述皂液置于模型中，冷却，放于阴凉处静止 48 小时，脱模，切皂，即可使用。

3. 融化再制法

在香皂制作中最简单的就是"融化再制法"，它是利用我们在市面上买的现成皂基经加热熔化后注入喜欢的模子，经一段时间冷却干硬后即可脱模，一块随心所欲、独一无二的香皂即可完成。

4. 再生制皂法

如果使用冷制法后对成品不满意或想再制成想要的形状，这时可以把香皂切成小块状或刨成丝再加入适量水再次加热，重新入模。

第四节　小建中膏的制作

"春郊十里饴糖尽，买奉他家小主人。"这是明代大文学家徐渭笔下的一句诗，描绘了富家子弟贪恋甘甜而买光了小贩出售的饴糖的市井画面。饴糖，这种在我国传承数千年的传统食品，不仅是扩充人们口味的甜蜜小食，更是应用久远的中药材。在这节内容里，我们将了解怎样制作饴糖，怎样应用饴糖熬制健脾益气的"小建中膏"。

一、为什么是小建中膏

1800 多年前，医圣张仲景撰写的《伤寒杂病论》中记载了一种治疗脾胃虚弱、身体气血亏虚的方药："虚劳里急，悸，衄，腹中痛，梦失精，四肢酸疼，手足烦热，咽干口燥，小建中汤主之。"

小建中汤方：

桂枝三两，去皮；甘草三两，炙；大枣十二枚；芍药六两；生姜三两；胶饴一升。

此方一出，便成为后世健脾益气、补气养血的众方之祖。后世补养气血治疗体虚的方剂有很多便是以"小建中汤"加减化裁而来的。

细心的读者或许有疑惑，小建中汤的组成中，既没有人参、党参、黄芪之类的补气良药，也没有熟地黄、阿胶、当归之类的补血圣品，只有一些最便宜常见的桂枝、甘草，或是厨房中常见的生姜，"小建中汤"的组成尽是这些价格便宜、市面常见的药材，凭什么会成为后世推崇的千古名方呢？

小建中汤的组成，体现出了张仲景的医圣智慧。桂枝，味道辛甘，药性温热，生姜味辛，药性温热。桂枝、生姜二药，虽然没有人参、黄芪那样的补气美名，但是二药性味辛温，最能鼓舞激发人体自身阳气。试想，服用外来补药获得的阳气怎能比得了自身阳气激发而获得的活力？

《内经·阴阳应象大论》有言："气味，辛甘发散为阳，酸苦涌泄为阴。"小建中汤中，辛温的桂枝、生姜配伍以味甘的甘草、大枣、芍药、胶饴等药，更能在气味上达到助推体内阳气的作用。这样精妙的气味搭配，最终成就了小建中汤"补益圣方"之名。

二、古法饴糖的制作——"从麦粒到饴糖"

根据历史学家考证，汉代的一升约等于今天的 200 毫升，从小建中汤原方用量来看，饴糖用量远比其他药材多，是当之无愧的君药。然而饴糖大多数情况下仍属于"食品"的范畴，加之贮存、价格等原因，在现在的药房出售的中药材中，我们很难寻到"胶饴（饴糖）"的踪迹了。所以，我们要想制作补益身体的小建中膏，面临的第一个问题，就是获得饴糖。

我国"甜蜜饮食"的历史，可以追溯到几千年之前，饴糖这种从粮食发酵而来的最单纯的甘甜食品可以说是我国最传统的甜食之一了。饴糖的制作工艺传承了数千年，但在这漫长的时间里，这项技艺本身却没有发生太大的变化。正因如此，通过亲自制作饴糖，再利用亲手制成的饴糖熬制药膏，绝对是原汁原味体验中医药文化的一种途径。

1. 种植麦芽

步骤 1：选择颗粒饱满的小麦作为发麦芽的种子。把小麦放到水里浸泡 6—12 小时，冬季气温低时浸泡时间稍长，夏季气温高时缩短浸泡时间，防止种子腐烂。

步骤 2：选择平底透孔的盘子，盘子内对底部先平铺一层布，在布上再平铺一层白皱纸或廉价的纸巾。将泡好的麦种均匀地撒在上面。

步骤 3：播撒小麦种子后，再覆盖一层布，然后均匀洒水，保持麦种潮湿。

步骤 4：洒水需要注意适量，保持湿润即可，不能大水漫灌！正常室温下，约 2 天，麦芽逐渐生出。

步骤 5：小麦发芽后，把麦苗放在避风防晒的地方继续培养生长。使用喷壶每日喷洒数次，保持麦苗水分充足。最初铺放在麦种上的纸在第三天（或是麦芽生长超过 3 厘米）时揭除。麦苗不宜放在强力的阳光下暴晒，需要有间接阳光照射之处，雨季可用普通日光灯代替阳光照射。

步骤 6：麦苗生长大概 9—10 天即可收割，收割的麦芽可在冰箱中贮存 5—7 天。麦种一般可以连续生长收割 2—3 次。

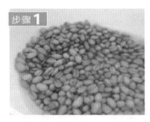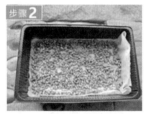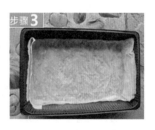
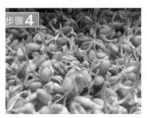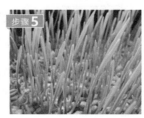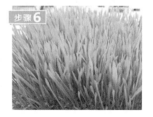

2. 熬制饴糖

（1）蒸制糯米饭

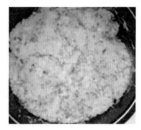

取一定质量的糯米，淘洗干净后，糯米加水（糯米与水的重量比为 1 ∶ 1.5）浸泡3—4小时，上锅蒸熟，稍稍放凉。

（2）糖化发酵

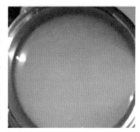

将蒸熟的糯米饭和麦芽按照一定比例混合〔（5 ∶ 1）—（10 ∶ 1）〕，加入与糯米饭同等重量的温水（不是凉水，也不是开水），充分搅拌均匀后，使用低温发酵箱或是电饭煲进行发酵。发酵温度保持在55℃，整个发酵过程大约6—10小时。

（3）熬制饴糖

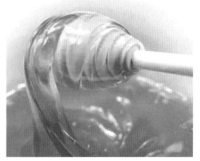

发酵完毕后，过滤糯米饭、麦芽等杂质，只留下富含水分的糖浆。将含有水分的糖浆进行熬制。由于饴糖黏度较高，整个熬制过程中使用中小火，并不停搅拌，防止糖浆粘锅底。

（4）完成

熬制过程中，糖水慢慢变得质地黏稠、颜色红黄。这时麦芽糖就制作成功了。

3. 为什么偏偏是饴糖？

从小建中汤原方的用量中可以看出，饴糖为君药。为什么偏偏用饴糖？有的人认为可以用红糖、白糖或是蜂蜜代替，但从饴糖的制作材料就可以知道滋补脾胃的小建中汤为什么重用饴糖了。

（1）取材于粮食，药食同源

饴糖由糯米、大麦或小麦等粮食谷物发酵制作而成，人体脾胃为身体的"仓廪之官""水谷之海"，是运化饮食水谷的所在，以粮食为原料自然更契合脾胃的脏腑性质。

（2）以嫩芽的生发鼓舞气机

制作饴糖使用的是谷物的嫩芽为发酵的原料，嫩芽所具有的生发气息更能激发人体脾胃的脏腑之气。

（3）饴糖的发酵与脾胃的腐熟

饴糖最重要的制作过程是发酵，中医理论中，脾胃运化饮食水谷是通过"腐熟"完成的，这与饴糖的"发酵"更有着异曲同工之妙，无疑在功用上更接近脾胃的机能。这些特征是蜂蜜、红糖或是白糖不能相比的，也是其他糖类药材无法替换的。

三、熬制小建中膏

完成了饴糖的制作后，我们已经获得了小建中汤中最难以获得的药材了。除了饴糖之外，桂枝、芍药、大枣、生姜、甘草这些药材我们很容易在中药店或厨房中看到它们的踪迹。接下来，我们将按照医圣张仲景小建中汤原方比例为依据，熬制属于我们自己的小建中膏了。

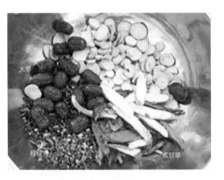

小建中膏配方及用量：

桂枝80克，白芍160克，炙甘草40克，生姜40克，大枣20枚，饴糖300毫升。

膏剂，属于传统中药剂型的一种。膏剂又叫膏方，以其剂型为名，

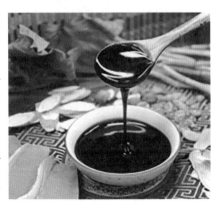

属于中医里丸、散、膏、丹、酒、露、汤、锭八种剂型之一。膏方一般由20味左右的中药组成，具有很好的滋补作用。春生、夏长、秋收、冬藏，根据中医理论，冬季是一年四季中进补的最好季节，而冬令进补更以膏方为最佳。

将原本是汤剂的小建中汤熬制为膏方有什么优点呢？

膏剂对比传统汤剂来说，优点是显而易见的，传统汤剂需要耗费大量时间煎煮药汁。而膏剂熬成后，每次服用只需要1—2汤匙，用热水化开后就可以服用了。膏剂的保存也较汤剂更为简便，经过长时间的熬炼，药液中的各类微生物基本已经消灭殆尽，在高浓度糖分形成的渗透压下，不添加任何防腐剂也可以保持长久不腐。当然，为了保持最好的药效，一瓶熬好的膏剂，只需要装瓶放入冰箱就可以很好地长久保存了。

传统中药的煎煮，为了将药材的精华更有效地"榨取"出来，一般情况下多采用煎煮两次的方式煎煮中药。即加水后煎煮药材，当煎煮到一定程度后，倒出药液保留，将滤出的药渣加水再次煎煮，最后将两次煎煮的药液混合，有的方剂还需将混合的药液再次煎煮以蒸发过多水分使药液更浓。制作膏方时，就需要两次煎煮再浓缩药液这种煎煮方法。

需要注意的是，张仲景创制小建中汤时，在方后明确写明了"去滓，内胶饴，更上微火消解"，意思是药液煮出后，去掉药渣再放饴糖，然后继续用小火煎煮，直至饴糖完全溶解在煮沸的药液中，小建中汤才算煎煮完成。去渣加饴糖，是为了避免饴糖与药渣混合影响药效；加入饴糖后使用小火煎煮，一方面是为了避免饴糖被烧糊影响药效，另一方面也是避免饴糖黏住锅底不利于清理。

①煎煮药液

将除了饴糖外其他药材备好后放入锅中加冷水，中小火煎煮，约40分钟后取第一次药液备用，滤出药渣，再添加冷水，再次煎煮40分钟，取得药液。两次取得的药液合并在一起，

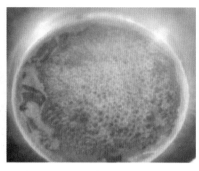

静置取上清液，最底层不溶于水的沉淀去掉不用。反复过滤药液以备浓缩。

②浓缩药液

将过滤的药液倒入锅中，大火煮沸浓缩，浓缩至药液刚好盖住锅底的时候加入饴糖溶化，大火转至小火继续浓缩，至水分蒸发到差不多的时候，用小火继续熬煮，需要不断观察搅拌，以防烟锅。

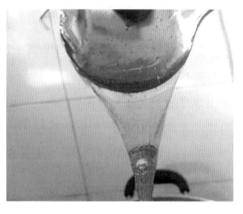

③完美挂旗

煎煮至锅中液体浓稠冒密集的泡泡时，用勺舀起液体看，膏体在倾倒时凝固，出现"挂旗"现象即可关火收膏。

所谓的"挂旗"，是将药液水分完全蒸发，成为非常黏稠的膏体。从勺子上流淌的膏体在半空凝固，形成一个倒放的三角形，就好像一面小旗子挂在勺子上，"挂旗"一词用得非常形象。一面完整的小旗子成膏体，黏稠，颜色偏黄褐色，膏体内可见绵密的小气泡；膏面有光泽，质地黏稠，易溶于水；味道甘甜，微有药味。

④ 完成

当小建中膏煎煮至"挂旗"状态时，说明药膏中的水分已经降到"膏方"需要的程度了，这个时候，小建中膏已经熬制完成了。等待熬好的药膏温度稍低，就可以移置其他容器中贮藏了。

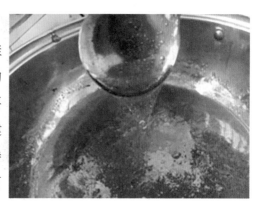

四、服用小建中膏的注意事项

小建中膏适合脾胃虚弱、阳气不足、中焦虚寒的人服用，身弱怕冷、面色㿠白无血色、乏力易感冒等是这样病机的主要症状。小建中膏的服用方法很简单，每日早晚饭后各服一次，每次取两汤匙（约10毫升）用热开水约100毫升充分化开服用即可。

至于什么人不能用小建中汤，《伤寒论》中有言："呕家不可与建中汤，以甜故也。"呕家，即是患有呕吐病症的患者。除此之外，阴虚火旺（潮热、盗汗、颧红、口唇干燥、目涩、小便短黄等症状、胃中嘈杂、反酸烧心）、中满（脘腹胀满不适、饮食不消）者及糖尿病患者不宜服用。

五、小建中膏中放了这么多饴糖，会不会滋腻难服？

熬制小建中膏时，放了很多饴糖，会不会味道过于滋腻难以下咽？其实比起蜂蜜、白糖等，饴糖的甜味要淡很多，融入小建中汤中并不会显得滋腻，而且本身小建中汤就能补脾，又处处留着生发之机，所以并不存在滋腻碍脾。

真正服用过小建中膏的人也会发现，溶于水中的小建中膏并不会觉得很甜。小建中膏中的桂枝有温经通阳的功效，可助脾胃阳气以增强其运化功能，古时有文献记载"桂枝可伐肝气"，可在一定程度上舒泄肝气，缓解肝脾不和；而小建中膏中的白芍可养血调经、柔肝止痛，桂枝与白芍相配，更能缓解肝郁乘脾的病机，促进脾胃机能的运行。所以脾胃气虚的人最开始服用小建中膏不仅不会滋腻，还可能促进脾胃功能恢复，使食欲复还，产生类似"饥饿"的感觉。

第五节　紫草膏的制作

"嗡嗡嗡，嗡嗡嗡……"这一定是人们在夏天最不想听到的蚊子声音啦，是否有种感觉，听到它的声音，外出游玩的好心情瞬时都会被浇灭，若不慎被叮咬几口，两三天都会有抓心挠肝的痒，可怎么办好呢？试试花露水吧？不可，花露水是用来预防蚊虫叮咬的。试试肥皂水吧，肥皂水里面的碱应该可以中和蚊子叮咬释放的蚁酸，可是只能缓解一时，对于毒蚊子叮咬的患处，还是无效。如果这时你有紫草膏在手，蚊虫叮咬的小问题很快就能解决喽。

一、为什么是紫草膏？

紫草膏是中医外科外治方药中的名方，是以紫草和麻油为主要成分的膏剂，成年人和儿童都能使用，有利于很多皮肤问题的修复，家里时常备上这样一款药膏，是不是可以枕膏无忧了呢？

1. 紫草膏是怎么来的？

翻阅中医药典籍，紫草膏的配方很多，看来历代医家都十分喜欢用紫草解决皮肤上的一些难题。其主要药材组成都有紫草和当归的存在。当归、紫草二药合用，最重要的功效便是润燥、凉血。

最早将它们俩的组合外用的是明代陈实功，他所著的《外科正宗》中有一个方名为润肌膏，观其名可知其效，能够滋润肌肤。我们来看看润肌膏的组成：麻油 120 毫升，当归 15 克，紫草 2 克，黄蜡 15 克。

此方中的当归重用，紫草轻用，当归味甘、辛，专能补血养血，兼以行血活血，补中有动，行中有补，故能养血、活血、润燥，是血中的要药。紫草具有清热解毒、凉血活血的功效，主治肌肤燥痒。麻油性甘味凉，具有润肠通便、解毒生肌的功效，用麻油煎熬膏药，有生肌止痛、消痈肿、补皮裂的作用。黄蜡味甘性平，可解毒生肌、止血定痛。总而言之，四药合用，共同起到清热润肠、养血润燥、凉血活血、解毒生肌的功效。

明代《幼科金针》里的紫草润肌膏，将当归、紫草以 5：1 的比例使用，配以麻油，治疗火烫伤，发泡腐烂。

清代医家在麻油的基础上，加入猪油，猪油可以补阴润肺，以应肺主皮毛的理论，加强对皮肤补虚润燥的力量。有的医家用奶酥油代替猪油，增强滋润肌肤的作用。

清代许克昌、毕法合撰的《外科证治全书》，将紫草、当归等重用，加麻油，做成紫归油，可以治疗唇茧，相当于现在的唇癌。其原理何在？当归甘温补血活血，紫草咸寒凉血宁血，作用于唇部肌肤脆弱的部位，使病灶部位润燥止痒而不凉遏，活血消坚而不辛燥。清代《医宗金鉴》里的生肌玉红膏和《疡医大全》里的紫草膏，十分相似，同样将当归、紫草同用，辅以白芷、甘草等药材，治疗痈疽发背、溃烂流脓。

后来的医家将紫草作为君药，或紫草、当归同样重用，并加入其他药材，作紫草膏、紫草油，并载入《中国药典》。我们今天说的紫草膏就是在这个基础上变化而来的。

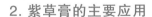

2. 紫草膏的主要应用

紫草膏是居家的良药，儿童和成人都是可以使用的，因为它可治疗的病症如轻度烫伤、疮疡痈疽、湿疹、尿布疹、蚊虫叮咬等都是家庭常见疾病，而且收效很好。它为什么可以治疗这些疾病呢？我们可以通过药效进行分析。

（1）紫草膏作为外用制剂，首先应用治疗的就是水火烫伤。烫伤一般是指由热力等引起的组织损害，这个热力有可能是滚开的水，掀开锅盖一刹那的水蒸气，油锅中正加热的油，还有油炸食品时迸溅出来的油滴，或是电烤箱正在加热的加热管等等，家里主要是厨房里容易受伤的场景非常多。这种损伤发病迅速，既有浅表性皮肤黏膜损害，也有严重伤及其他组织的损害。常见的是轻度烫伤，表现为局部小面积烫伤，这也是不容忽视的病症，一定要用科学的方法处理处理，不能直接触摸伤口，也不要脱去衣物，首先应及时用冷水冲洗伤口，进而可以使用对烫伤有疗效的药膏治疗或缓解症状。严重的烫伤，一定要及时送到医院就医。紫草膏由于具有清热、凉血，促进创面修复的作用，所以对水火烫伤的效果是很好的。

（2）紫草膏可以治疗儿童湿疹、尿布疹。湿疹是儿童常见皮肤疾病，它的发病原因与儿童的体质、生活习惯有直接关系，刚出生没多久的婴儿可能带有胎火，以及母体带来的湿热，或者婴儿吃东西过饱致使脾胃运化不正常，导致其正气不足，这时容易外感风、热、湿邪，内外相互作用，在皮肤的位置发出湿疹，湿疹的病程较长，不易痊愈，但紫草膏对此病有疗效。紫草膏擅长祛湿生肌、清热解毒。因此，紫草膏治疗小儿尿布疹及湿疹的临床疗效显著。

二、紫草膏使用的药材

1. 紫草膏中的药材

紫草膏中使用了多种药材，全方以紫草、当归、地榆为主药材，配以防风、地黄、白芷，再加冰片、薄荷脑，制成外用膏剂，以备不时之需。

2. 方中各药材的功效

（1）紫草，又称紫丹、紫芙，古人曾用它做染料染布，配合蓝草，制成蓝紫相衬的"二蓝"，配合藤黄浸染的青藤色，都受奢华贵族钟爱。这样一种草，也是一味很好的药材，既可内服，也可外用，下面我们从中医药典籍中看看紫草是如何使用的。

紫草最早记载于《神农本草经》："紫草主心腹邪气五疸，补中益气，利九窍，通水道。一名紫丹，一名紫芙。生山谷。"可见紫草的应用历史很悠久。梁代的陶弘景所著的《名医别录》认为紫草"无毒。主治腹肿胀满痛，以合膏，治小儿疮及面皶。"这一时期，紫草已经开始被制成膏剂外用。

唐代甄权所著的《药性论》云："亦可单用，味甘，平。能治恶疮疥癣。"紫草作单方使用同样具有很好的疗效。北宋时期的《本草图经》中写道："紫草古方稀用。今医家多用治伤寒时疾发疮疹不出者以此作药，使其发出。"明朝时期的《本草纲目》记载："紫草甘咸而气寒，入心包络及肝经血分。其功长于凉血活血，利大小肠。故痘疹欲出未出，血热毒盛，大便闭涩者，宜用之…"大略而言，认为紫草性寒而无毒，可主腹满胀痛，疹发不畅，合成膏，外用于多种皮肤疾病。

紫草具有凉血的作用，可以治疗血热病症，内服对于血热引起的大便闭塞又有疏导和通利的作用，外用治疗轻度水火烫伤、疮疡这类病症是有效的。紫草还可以解毒透疹，内服和外用都可缓解此类病症，古代医家称疹子将出未出，十分难受的病情为麻疹不畅，紫草对此病症也是适宜的。还有已发出的湿疹，通过通调皮肤表面的水道治愈湿疹，这也是紫草外用的一大药效。所以，将紫草开发成外用的唇膏、乳膏、面乳、发油等化妆品，作用效果都是不错的。

（2）当归是伞形科植物当归的干燥根，植株具有特异的香气，味甘，性温，无毒，善于补血调经、活血止痛、润肠通便，是妇科调经的要药，应用于血虚诸证，血虚血瘀，虚寒性腹痛，血虚引起的肠燥便秘。当归是补血的药，历代方书中记载的当归非常多，由于疗效确切，医家使用它的范围很广泛。此方属于外用的膏剂，依然选取了当归，就是选择了当归补血的功效，疗血虚诸证。

（3）地榆是蔷薇科地榆、长叶地榆等植物的根，味苦、酸、涩，可凉血止血，解毒敛疮，医家对于地榆的使用是不拘一格的，认为其内服治疗血热出血，外用治疗水火烫伤、湿疹、疮疡痈肿等病症。地榆若是外用，使用的是地榆的什么部位呢？如何使用呢？第一种方法是用干地榆煎煮出汤汁外洗，治疗体表轻度痈肿，制作膏剂外涂就是干地榆煎汤外洗的延伸用法。第二种方法是用新鲜地榆叶捣汁外敷，治疗痈肿已成脓的病症，对应的是地榆解毒敛疮的功效。

（4）方解：方中紫草清热解毒，活血凉血，当归既祛瘀消肿止痛，又补血化腐生肌，地榆善凉血止血，解毒敛疮，加强凉血解毒、养血生肌之力，防风祛风止痛，地黄善凉血、解热毒、滋阴，白芷散结消肿排脓，冰片长于清热解毒、消肿止痛，薄荷脑、疏风清热解毒，二者共用，提高清热之功。全方配伍清热解毒，化腐生肌，故善治热毒蕴结所致的溃疡。

三、紫草膏的制作

1. 药物组成

紫草 20 克，当归 20 克，地榆 20 克，防风 10 克，地黄 10 克，白芷 10 克，冰片 3 克，薄荷脑 3 克，麻油 300 毫升，蜂蜡 30 克，凡士林 50 克。

2. 制备工具

制备紫草膏时，使用的工具一般来源于生活，有浸泡用的密封瓶；

锅，一个；漏勺，一个；温度计，一支；分装瓶，若干。

3. 制作方法

（1）将当归、地榆、防风、地黄、白芷切小段，当然这些都是去药店可以买到的药材，倘若已经切好段了，就无须自行切段，直接清理干净即可备用。

（2）将紫草和上述 5 味药材一同放入装有麻油的瓶中浸泡 3 天以上。这是低温提取的过程，有利于一些油溶性有效成分在常温浸泡时溶出，这个提取的时间也可适当延长，此过程要注意避光，避光保证药材的药效，可以避免一些有效成分挥发、分解。

（3）浸泡好的麻油及药材一同放入锅中，加热至100℃，2分钟后，转小火，10分钟，炸至药材焦黄，关火，滤除药渣。炸制的过程，控制温度是难点也是重点，温度过高，紫草中的紫草素容易被破坏，因此，如果要保证紫草膏的药效，宜在指导的温度下开展制作。

（4）加入蜂蜡、凡士林搅拌溶解。蜂蜡的吸水性不强，加入到膏剂中可以增加基质的稳定性，蜂蜡同时也是具有生肌解毒的药材。凡士林属于膏剂常用的基质，性质稳定，可以与大多数药物配伍，不影响药物的药效。

（5）用温度计测量温度降至60℃时，加入冰片、薄荷脑搅拌溶解。冰片和薄荷脑属于芳香类药物，高温时加入容易影响药效。

（6）分装至小瓶中，待完全冷却成膏，封口。

4. 使用方法

（1）取适量涂抹于皮肤上，适用于轻度烫伤、擦伤、刀伤、湿疹、尿布疹、蚊虫叮咬、皮肤瘙痒等症。

（2）若伤口发脓、溃破则不宜应用，需要及时就医，以免引起继发性病变。

（3）紫草膏属于中药复方制剂，使用时注意忌食辛辣食物、大鱼大肉等油腻食物以及海鲜类食物。

第六节　滋阴解暑酸梅汤

　　"铜碗声声街里唤，一瓯冰水和梅汤。"这是清朝郝懿行写的《都门竹枝词》中的句子。旧时北京街头卖酸梅汤的人会在炎热的夏季手敲冰盏，顿时街巷老胡同里回荡着那种清脆悦耳的声音，听到的人似乎能感觉到心底沁出的辛凉，暑热也减少了大半。

　　酸梅汤，古已有之，南宋《武林旧事》记载有"卤梅水"，大概就是类似的饮料。明朝《金瓶梅词话》中第二十九回写道：消夏时饮用"蜜饯梅汤"。到了清朝，皇宫御膳房已备有专门制作酸梅汤的原料了。这种饮料一入伏便开始制作，将乌梅泡发，再添加冰糖、蜂蜜、桂花等酸甘的药材一起煎煮，之后将汤舀到大缸里放凉，或再用窖存的冰块冷却着，保持着清凉甘酸的绝美口感，可解暑消食。现在我们喝到的酸梅汤据说就是源自旧时宫廷的配方。

　　为什么在炎热的夏天，酸梅汤成了我们首选的特产饮料？酸梅汤有哪些功效和作用？滋阴解暑的酸梅汤又是怎样制作的？在接下来的内容里，你将会得到这些问题的答案。

一、悄然而来的中暑

　　炎热的夏天到了，平均气温在30℃以上，湿度大于70%，夏季里遭遇这样的温湿度环境，就要警惕"中暑"的发生了。

　　是否会有这样的体验：炎热的夏季，

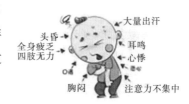

满世界的高温与烈日，甚至没有一丝风，在户外活动的我们，汗流浃背地沉浸在各类的活动乐趣之中，或许就在一瞬间，一阵眩晕袭来，心中泛起呕恶，周边的声音也变得遥远而听不清，胸中只觉得剧烈的心跳，接下来就是四肢无力的瘫软。这些症状，预示着我们的身体已经处于"先兆中暑"的状态了。如果这时不采取有效的防暑降温措施，我们的身体将在中暑症状不断加重中滑向深渊。

高温中暑分类	病情表现特点
先兆中暑	大量出汗、口渴、头晕、耳鸣、胸闷、心悸、恶心、四肢无力等症状。体温正常或略有升高，一般不超过37.5℃，如能及时离开高温环境，经短时间休息后症状即可消失。
轻度中暑	既有先兆中暑症状，同时通常表现为体温在38.5℃以上，有面色潮红、胸闷、皮肤灼热等现象，并且伴有呼吸及循环衰竭的早期症状，如面色苍白、恶心、呕吐、大量出汗、皮肤湿冷、血压下降和脉搏细弱而快等。轻度中暑者经治疗后，一般4—5小时内恢复正常。
重度中暑	除轻度中暑表现外，还有高热昏厥、腹痛、肌肉痉挛、昏迷、虚脱或休克表现。

二、中暑的应急处理

虽然中暑的重症严重至可危及生命，但在轻浅的"先兆中暑""轻度中暑"阶段，是可以采用一些简便有效的方法逆转症状的发展的。

1. 脱离高温环境

既然是炎热造成的疾患，就需要在第一时间脱离高温环境。出现

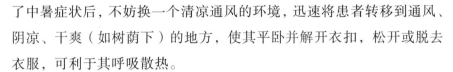

了中暑症状后，不妨换一个清凉通风的环境，迅速将患者转移到通风、阴凉、干爽（如树荫下）的地方，使其平卧并解开衣扣，松开或脱去衣服，可利于其呼吸散热。

2. 降温与散热，中暑救治的重要环节

脱离炎热环境后，促进散热并促使中暑恢复正常的体温调节。将患者平卧并尽可能地除去衣物，对皮肤肌肉按摩，促进散热。也可用冰袋、冰水浸润的毛巾覆盖头部，促进头部降温，或采用蒸发散热降温，用凉水反复擦拭皮肤，同时应用电风扇或空调加快蒸发。条件允许的情况下，可用冰水擦浴或将躯体浸入 27—30℃水中促进降温。

3. 正确有效地补充水分

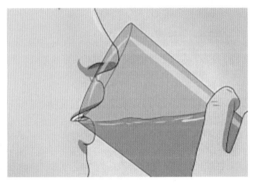

体内水分丢失是引起中暑的重要诱因，中暑患者仍有意识时，可给一些清凉饮料。

人体内电解质平衡十分必要，电解质平衡才不会中暑虚脱。有些人喜欢在出汗后大量饮用冰水，看似补充了水分，却没有补充随汗液流失的钠、钾等电解质。在补充水分时，可加入少量盐或小苏打水。但千万不可急于补充大量水分，否则，会引起呕吐、腹痛、恶心等症状。

更好的办法是预防！高温，大量出汗，体力大量消耗，是中暑发生的重要诱因。如果在炎热的天气里，不得不外出活动，就需要制订完善的"炎热天气活动预案"，预防中暑的发生。

三、为什么是酸梅汤？

中暑这种夏季常见病在几千年前我国传统医学的典籍中就已经有很详细的记载了。中医认为，"暑"为夏季的热性病，凡属于夏季的一切热性病，均可以包括在暑症范围之内。关于中暑的病因，除了"天气炎热""活动、劳动因素""饮食起居失调"这些外在诱因，中医理论特别强调中暑的发生与身体"正气亏虚""内有水湿之邪"的"内因"密切相关。传统医学理论更为重视内因致病的过程，认为中暑症状发生的内因在于人体正气的亏虚。由于人体正气不足，导致机体生理调节机能不足，不能适应外界气温变化，而导致中暑的发生。

应对着暑邪的威胁，我们能在日常生活中采用怎样的饮食才能抵御呢？提到夏季防暑的饮料，排名第一的，非酸梅汤莫属了。

四、酸梅汤的组成

酸梅汤作为一种老少皆知的解暑饮品，随着时间的推移和地域的不同，有许多不同的配方。而最被人们接受的，就是传说来自清王朝宫廷之内，以乌梅、山楂、陈皮、乌枣等中药材与冰糖、蜂蜜等辅料熬制而成的夏日特饮。

1. 乌梅

乌梅性温，味酸，入肝、脾、肺、大肠经，具有敛肺平喘，涩止泻，生津止渴，安蛔止痛的功效。

乌梅的酸涩，是我们对乌梅的第一味觉感受。酸涩对于中药来说不仅

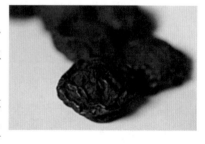

仅是味道上的感觉，更是其功效的体现，酸涩味道的药材大多具有收敛、收涩、敛收之效，由于口味和功效，乌梅常被称为"酸梅"。《本草求真》载："乌梅酸涩而温，似有类于木瓜，但此入肺则收，入肠则涩，入筋与骨则软，入虫则伏，入于死肌、恶肉、恶痣则除，刺入肉中则拔，故于久泻久痢，气逆烦满，反胃骨蒸，无不因其收涩之性，而使下脱上逆皆治。"正是由于这样收敛的作用，乌梅尤其可用于防止夏日里人体正气随着汗液等津液的蒸腾而散失，使人体在一定程度

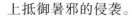

上抵御暑邪的侵袭。

乌梅生津功效是指：乌梅一定程度上可以促进人体津液的产生。关于这个功效最直观的认识，我们不妨从《三国演义》的"望梅止渴"典故来理解。"望梅止渴"的神奇效果体现的就是乌梅的酸味可以对人体形成条件反射而生津止渴。

乌梅在防治中暑病证的过程中可谓起到了"开源节流"的作用：一方面可以收敛汗液，防止人体阳气随着过多的汗液而散佚；另一方面可以在一定程度上促进人体津液的生成，补充由于外界炎热损失的津液。

乌梅，又称梅实、熏梅，为蔷薇科植物梅的干燥未成熟果实。每年 5 月间采摘成熟的绿色果实，就是人们常称的"青梅"，按大小分开，分别炕焙，火力不宜过大，温度控制在 40℃左右，当梅子焙至六成干时，上下翻动，但不可伤及表皮，使其干燥均匀，一般炕焙 2—3 昼夜，至果肉呈黄褐色起皱皮为度。焙后再焖 2—3 天，待变成黑色即成。

2. 山楂

山楂是山里红或山楂的干燥成熟果实。市场上常见的是秋季山楂树上结出的成熟果实。而用于制作酸梅汤的山楂则需要选择制成饮片的山楂了。中药山楂味酸甘，性微温，入脾胃肝经。山楂的主要功效是消食化积，活血化瘀。临床可用于治疗饮食停滞与妇女产后杂病等。

山楂最令我们印象深刻的就是消食化积的功效了。在日常生活中，山楂是我们经常食用的果品。是否有这样的体验：酸甜的山楂入胃，腹中停滞不下的饮食也随之运化了；在药店里，我们熟悉的治疗消化不良的"大山楂丸""健胃消食片"，这些药品中的成分之一就是山楂。

为什么滋阴解暑的酸梅汤中配伍山楂？正是由于山楂酸甘的味道和消食化积的功效。酸甘之味，如同酸梅一样，可以促使人体津液的产生，补充夏季津液的流失；夏季炎热的时候，人体大多会食欲减退或者食入不下，有了山楂的加入，就可使饮食的运化恢复正常，保证脾胃等脏腑发挥正常的机能，使人体"正气"充足以抵御外界环境的侵扰，达到"正气存内邪不可干"的作用。

3. 陈皮

本品为芸香科植物橘及其栽培变种的干燥成熟果皮。药材分为"陈皮"和"广陈皮"。采摘成熟果实，剥取果皮，晒干或低温干燥。切丝生用。陈皮味辛、苦，性温，入脾肺二经。陈皮具有理气健脾，燥湿化痰的功效。

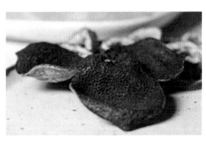

陈皮是理气健脾的良药，常被选用配伍组成治疗脾虚气滞证的汤剂。陈皮除有理气健脾功效外，亦擅长燥湿化痰，许多经典方剂，如二陈汤、香砂六君子汤，均选用了陈皮作为祛除痰湿、健运脾气的主药。

陈皮本没有解暑的功效，与山楂一样，正是凭借调整人体脾胃功能、祛除体内病邪的功效才成为"滋阴解暑酸梅汤"的重要组成。

4. 黑枣

黑枣，学名君迁子，属柿树科柿属，别名乌枣、软枣、牛奶枣、野柿子、丁香枣、圆脑子等，仅分布于中国北方地区。

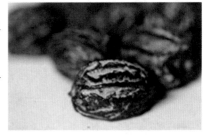

黑枣却是"是枣又不是枣"。很多人把黑枣和乌枣混为一谈，其实黑枣和大枣、小枣等都不是同一种植物，甚至没有亲缘关系。人们日常吃的中国枣是鼠李科枣属的植物，而黑枣是柿树科柿属的植物，它是一种地地道道的"微型柿子"，吃起来颇有柿饼的风味。

黑枣分布于山东阳谷、河北易县、陕西延安、中南及西南各地。黑枣材质优良，色泽乌紫明亮，花纹细密，肉质柔韧细蜜、味美、有熟枣的香气，并带有特殊的香甜味。将枣掰开，肉断丝连，闪闪发光，食之香甜可口，别具风味。可作食材，更可为医药使用。黑枣具有补气养血、调和药性的功效。

5. 其他药材

甘草具有补脾益气、祛痰止咳的功效，桂花化痰散瘀，对于食欲不振有一定疗效，红豆蔻有温中散寒、健脾消食、行气止痛的功效。

五、传统酸梅汤的做法

怎样制作酸梅汤？是单纯地用水将所有的药材和原料煎煮就可以了吗？酸梅汤的原料用的可是地道的中药材，酸梅汤的配方更似药方。药材疗效的发挥需要通过适当的煎煮，酸梅汤同样如此，如闻名遐迩的北京信远斋酸梅汤就是前后经历两次煎煮熬制而成的。

1. 酸梅汤的原料配方

每1000毫升酸梅汤所需原料如下：乌梅30克，黑枣30克，生山楂20克，黄冰糖（随口感加减）80—120克，干桂花（后下）、甘草、陈皮各3克，红豆蔻1克。

甘草、红豆蔻有特殊的芳香，不宜过多添加，以免影响口感；山楂需用生山楂，切勿用焦山楂代替；陈皮以陈年质优者为佳，切不可以橘皮代替；黄冰糖不宜过多添加。

2. 酸梅汤的制作步骤

（1）浸泡

将乌梅、黑枣、山楂、陈皮、甘草、红豆蔻用清水洗净，再加1.5升纯净水浸泡3—4小时。

（2）头煎

浸泡后药材入锅煮沸，沸腾后小火再煎40分钟，煎煮后药渣滤出备用。向滤净的药汁中投入冰糖，继续加热至待冰糖完全融化。

（3）二煎

另一锅中，先前滤出的药渣加水 600 毫升，煮沸后调至小火继续煎煮 20 分钟，待汁色稍浓稠，滤出药渣。

（4）完成

将两次煎煮的汤汁混合，趁热撒入干桂花均匀搅拌。酸梅汤制作完成。

（5）保存与饮用

常温下冷却后，放在冰箱内冷藏 3 小时以上。滤掉桂花，一碗新鲜的、香气四溢的酸梅汤就完成了。制作完成的酸梅汤为清亮的红褐色。炎热的夏季里，喝着沁凉的酸梅汤，舍不得下咽。如此，才是一道夏日特饮。

居家煎煮而成的酸梅汤由于没有添加防腐剂，需要避免放置在室温较高的环境里；即使保存在冰箱的冷藏室中，为了饮食卫生，也不应保存 3 天以上。新鲜的饮品还需我们尽快饮用。

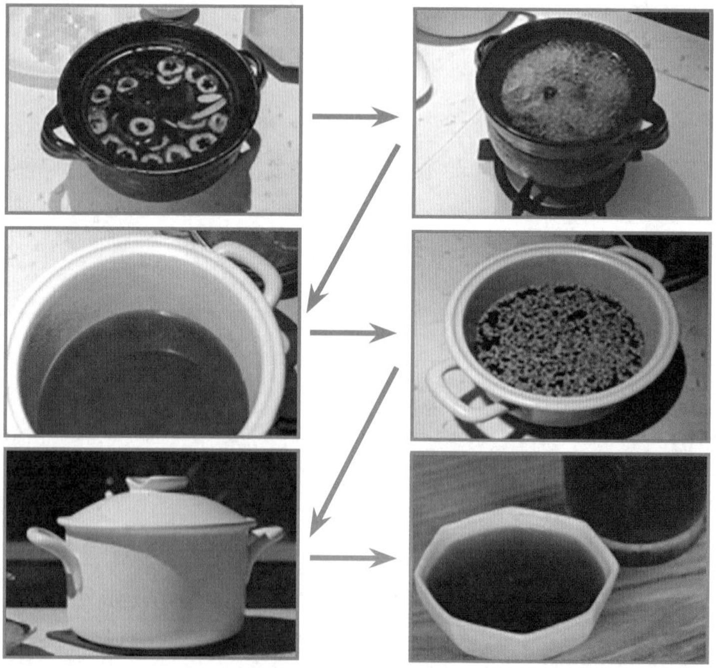

六、酸梅汤的使用注意事项

是否所有人都适合饮用酸梅汤？答案当然是否定的。即使在炎热的夏季，酸梅汤也不是每个人都适宜饮用的。

酸梅汤中的乌梅、黑枣为滋阴生津之品，对于阴虚阳盛的人自然是有好处的，但对于素体阳虚或痰湿内盛的人就不建议过多饮用了；另外，酸梅汤含糖量较高，糖尿病患者、龋齿患者应避免饮用，以免因贪食美味而加重病情。

第七节　药酒的配制

中国的饮酒的历史非常悠久，从历史上的祭祀之品，到王公贵族的饮品，再到老百姓餐桌上的佳酿，可谓经久不衰。在漫长的发展中形成了百家争鸣的酒文化，白酒、黄酒、果酒、药酒中的很多酒在今天都形成了自己的品牌。药酒是中医用于防治疾病、历史最为悠久的传统剂型之一，它在我国医药史上处于重要的地位，至今仍在医疗保健中发挥重要作用。

药酒是酒，更是药，相较于购买商品药酒，一部分民众更喜欢自己制作药酒，家庭制作药酒固然有很多优点，如制作的原材料绿色健康，制作出治疗疾病的药酒也可以让人们的内心有强烈的满足感，若分享给其他家庭成员则又增加了家庭凝聚力。但是，自制药酒也同样存在一定的问题，如何将这些问题更好地解决在萌芽中，让民众能饮用自制放心的药酒，从根源了解它，了解药酒的制作方法和饮用注意事项有助于药酒更好地发挥药效，也有助于我们对中医药文化有更科学的认知。

一、制作药酒的方法

制作药酒的方法自古以来有很多，为了制出疗效确切、口感良好、适宜饮用的药酒，人们不断地探索、实践，再探索、再实践，终于总结出来适宜推广的制作药酒的方法，有的方法成为家族不外传的秘密，有的方法则写入书里分享给世人。下面我们来了解两种家庭常用制作药酒的方法。

1. 热浸法

乍一听其名，好像掌握了这种方法的制作要点：第一，酒和药一同加热；第二，温度不能很高。这样理解是对的，但是我们还得看看这种方法有哪些其他的注意事项。

将药材切碎或粉碎，然后放入到有盖的锅中，加入白酒。

取另一个有盖的大锅，里面加水，再将第一步中的小锅放入到大锅中，可以隔水加热，或利用水蒸气加热。

待酒微微沸腾，关火，取出小锅。

将小锅中的溶液倒入用于浸泡的瓶中，密封浸泡 30 日以上，每日摇晃 1—2 次。

30 日后，滤出药渣，加入糖或炼蜜，溶解。

静置 14 天，滤清，即得。

热浸法因为含有加热的步骤，所以药中有效成分可快速融入酒中，能够使人较早品尝到自己酿制的药酒。

2. 冷浸法

这种方法是不需要加热制作药酒的方法，也是相较于热浸法更为简单的一种常用的制作方法。

将药材饮片用纱布包裹，放置于适宜的容器内，添加白酒，密封。

每日摇晃 1—2 次，一周后，每周摇晃 1 次，浸泡 30 日。

30 日后，取出药包，挤压药汁，与容器中的酒相混合，加适量的糖或炼蜜，溶解。

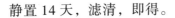

静置 14 天，滤清，即得。

冷浸法是一般药酒的制作方法，广泛应用于果品酒、珍贵药材酒、含挥发油药材药酒的制作。

二、药酒举隅

药酒的制作有繁有简，效果也是各不相同，或补或治，或攻补兼施，或疏或泻，很是奇妙。单就酒中药的数量而言，分为单味药和多味药。一般单味药的酒，功效专注，口感清香，有贵重的药材如人参酒、海马酒，有果品酒如猕猴桃酒。多味药酒，药材之间相须相使，如治疗风湿类疾病的酒就多是多味药酒。药酒的分类也不止如此，按照入药药材的原料分为植物药酒、果品酒、动物药酒和复方药酒。动物类药材多属于血肉有情之品，因此动物药酒多是补益身体的作用。其余几类药酒，选取药材不同，所炮制药酒的攻补之效各有不同。

1. 植物药酒

（1）人参酒

人参 60 克，白酒 1000 毫升，密封浸泡 7 日，即可服用。口服 20 毫升，每日 2 次。具有补益和抗衰老作用。

（2）山药萸萸酒

淮山药 100 克，山茱萸 30 克，五味子、人参各 10 克，白酒 1000 毫升，密封浸泡 15 日，即可服用。口服，每次 15 毫升，每日 2 次。具有益精髓、健脾胃的功效，主治体质虚弱、头晕目眩、心悸怔忡、失眠多梦、遗精早泄、盗汗等症。

（3）舒筋活络酒

桑寄生 30 克，羌活 30 克，秦艽 30 克，防风 20 克，鸡血藤 50 克，络石藤 30 克，桂枝 20 克，当归 30 克，白酒 2000 毫升，密封浸泡 15 日，即可服用。口服，每次 10 毫升，每日 2 次。具有舒筋活血、通痹除痛的功效，用于关节炎、慢性腰腿痛、漏肩风等。

2. 果品酒

（1）五味子酒

五味子50克，白酒500毫升，密封浸泡半个月，即可服用。口服3毫升，每日3次。具有补心肾、益脾胃、增进食欲、强健神经的功效，主治神经衰弱、失眠、头晕、心悸、健忘、烦躁等症。

（2）猕猴桃酒

猕猴桃750克，白酒3000毫升，将猕猴桃去皮捣碎，加白酒后密封，每日摇动一次，浸泡30日，过滤即可饮用。口服，每次10毫升，每日2次。具有生津润燥、利尿通淋的功效，主治热病烦可、尿道结石、黄疸、反胃呕吐、食欲不佳等。

（3）徐国公酒

龙眼肉50克，白酒500毫升，密封浸泡1个月，即可服用。口服，每次10毫升，每日2次。具有补心安神、养血益脾的功效，主治失眠健忘、惊悸、气血不足、体虚力弱、容颜不华等症。

3. 动物药酒

（1）阿胶酒

阿胶400克，黄酒1500毫升，将阿胶放入黄酒中，开火煮沸，烊化阿胶，浓缩至1000毫升，放凉。每次温服，饮250毫升，每日一服，不拘时候，饮完即可。适用于阴虚咳嗽，眩晕，心悸，虚劳咳血，吐血，崩漏等症。

（2）海马酒

海马2只，白酒500毫升，将海马浸入白酒内浸泡15天，即可饮用。每日入睡前饮10毫升。具有补肾助阳、活血止痛的功效，适用于肾精亏虚、命门火衰证、跌打损伤、哮喘等。

（3）林蛙油酒

林蛙油40克，白酒1000克，将林蛙油先泡开，加入白酒密封浸泡 7 天，即可饮用。口服 15 毫升，每日 2 次。具有补肾益精的功效，治疗肾精亏虚诸证。

4. 复方药酒

（1）三两半药酒

炙黄芪 10 克，当归 10 克，牛膝 10 克，防风 5 克，白酒 240 毫升，黄酒 800 毫升，蔗糖 84 克。

此药酒补益气血、通利血脉，具有镇痛、抗炎、改善微循环、提高免疫功能等作用。应用于骨关节炎、坐骨神经痛、腰肌劳损。

（2）虫草抗衰酒

冬虫夏草 20 克，杜仲 50 克，熟地 50 克，山药 100 克，枸杞 50 克，米酒适量。有强壮抗衰老作用。

（3）鱼腥草保健酒

鱼腥草鲜品 400 克，蜂蜜 100 克，白酒 1000 毫升，榨取鱼腥草青汁，和蜂蜜一同放入白酒中，酒浸 15 天，即可服用。口服 10 毫升，每日 2 次。

此药酒对慢性病，如糖尿病、肠胃病、动脉硬化等有辅助治疗作用，同时具有美容作用，可消除粉刺、雀斑，使皮肤平滑滋润。

三、饮用药酒注意事项

药酒都是由中草药炮制而成的，不仅能保健养生，还能起到防病治病的作用。中药与酒融为一体，相互结合，大大提升了中药的药效，但是，药酒并非万能酒，药酒属于中药制剂，因此，注意服用的用法也是十分重要的。

服用之前要根据中医辨证方法辨别体质，选取适合自己身体情况的药方配制药酒饮用，会更为有益。不适宜个人体质的药，即便是大补之品，那对个人而言都是有损身体健康的。

服用药酒的时长也是应该注意的问题，药酒服用是有疗程的，有的是一周一个疗程，有的是一个月一个疗程，有的是三个月一个疗程，具体也需根据身体变化及时调整。

服用药酒过敏的人群，患有肝肾疾病、消化道疾病的人群，妊娠期、哺乳期妇女，患有心脑血管疾病的人群，是不适合饮用的，如有需要可遵医嘱。

滋补类药酒饭前饭后均可服用，治疗疾病类药酒一般饭后服用，安神助眠类药酒最好在睡前两小时服用。

部分治疗风湿类疾病的药酒中会有川乌、草乌、雪上一支蒿等药材，这类药材中因含有乌头碱，均是有毒的药材，饮用时的量和服用时长需谨遵医嘱。

四、药酒的保存

药酒的泡制与保存需要科学方法的指导。要想让药酒延长保质期，需注意的问题有哪些？主要涉及保存的条件。

1. 消毒、密封

存酒的容器一定要消毒，家庭常用的消毒方法就是开水煮烫，水开后10—30分钟。药酒制作完成后，及时装坛，容器口要密封保存，防止酒精挥发，防止空气进入酒瓶内与药酒接触，滋生细菌。瓶表要标明药酒的名称、作用和制作时间。

2. 温度、时间

保存药酒的环境温差不宜过大，如过大会引起药酒变质。那么多少度适宜呢？室温为10—25℃的阴凉处即适合存放药酒。有人选取将药酒放入地下低温保存，一般可以保存几年或是十几年。如果出现异味，则不宜饮用。

3. 避光

古时候的药酒一般采用陶坛，泥封，这样做的目的是避光保存，光会引起药酒中物质发生挥发，或化学反应，或变质，因此，避光保存尤为重要。

4.滤除药渣

有些酒需要滤除药渣，要不然药材容易腐烂，影响药酒的味道和疗效。有的酒如人参酒不想要滤出药渣，饮用后注意及时加入适量酒，保持药材始终泡在酒中，避免接触空气。

第八节　阿胶糕的制作

"阿胶一碗，芝麻一盏，向米红馅蜜饯。粉腮似羞，杏花春雨带笑看。润了青春，保了天年，有了本钱。"这是元代四大元曲家白朴的《秋夜梧桐雨之锦上花》，此曲原是《明皇秋夜梧桐雨》中的一段，描写了杨贵妃希望保持青春容颜服食阿胶，为了留住唐明皇的宠爱。阿胶在唐代就已经是一种药食同源的食品，这首曲中记载的配方被后世称为"阿胶糕"。阿胶糕不仅是古代美人们喜爱的驻颜佳品，也是当下人们非常喜欢的一种零食，深受亚健康人群或慢性病患者的喜爱。阿胶糕具有一定的抗氧化基础，且是具有体外、体内抗氧化功能的一种食品。

一、阿胶糕中的药物

1.阿胶

阿胶是马科动物驴的皮，经漂泡去毛后熬制而成的胶块。药性甘、平，归肺、肝、肾经。具有补血、滋阴、润肺、止血的功效，适用于血虚诸证、出血证、肺阴虚燥咳证、热病伤阴、心烦失眠、阴虚风动证。

2. 红枣

红枣是鼠李科植物枣属枣的成熟果实，制成枣干使用。药性甘、温，归脾、胃、心经。具有补中益气、养血安神的功效，适用于脾虚证、脏躁、失眠证。在中医的经方中，红枣常作为佐使药使用，用的就是其补益气血的功效，它不仅是一味很好的药材，也是一种可以经常食用的食品。食用红枣可以安守心神，增进食欲。对于老年人而言，经常食用红枣还可以增强体质。

3. 黑芝麻

黑芝麻是脂麻科植物脂麻的成熟种子。药性甘，平，归肝、肾、大肠经。具有补益肝肾、润肠通便的功效，用于精血亏虚、头晕眼花、须发早白、肠燥便秘。黑芝麻含有油脂，所以善于软坚润燥，利肠通便。黑芝麻能补益肝肾，所以适用于耳鸣耳聋、白发脱发的肾虚之证。

4. 核桃仁

核桃仁是胡桃科植物胡桃果实的果仁。药性甘，温，归肾、肺、大肠经。具有补肾温肺，润肠通便的功效，适用于肾阳虚衰，腰痛脚弱，小便频数，肺肾不足，虚寒喘咳，肺虚久咳、气喘证。核桃仁用于润肠通便时宜去皮，如果不去皮，对于定喘止咳用，效果更加，排结石宜用油炸酥，再捣成膏服用。

5. 黄酒

黄酒味苦，辛，性温，归肝、胆经，具有活血驱寒、通经活络的功效。

这些药物虽是中药材，但也是药食同源的食物，红枣、黑芝麻和核桃仁是人们平时吃的零食，几味药材同用，有补血益气、滋补肝肾、润肠通便的作用。里面有阿胶补血止血，所以适宜体质的人经常服用对身体是非常有益的。

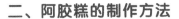

二、阿胶糕的制作方法

阿胶糕的品种很多，然而质量良莠不齐，所以很多人喜欢自制阿胶糕。阿胶糕使用的原材料是市场上常见的食材，光是这一点就激发了很多热爱制作美食人士的制作欲望。下面看看阿胶糕是如何制作的。

1. 原料配方

阿胶 250 克，红枣 100 克，核桃仁 250 克，黑芝麻 250 克，冰糖 150 克，黄酒 250 毫升。

2. 制作方法

第一步是将红枣、核桃仁切碎，并混入黑芝麻。

第二步煎煮，这步是重点也是难点，准备好一口无油无水的锅，里面依次放入阿胶、黄酒、冰糖，边煮边搅拌，直至完全溶解，加入之前准备好的红枣、核桃仁和黑芝麻，搅拌均匀，关火。

第三步晾凉，需要先准备一个方形的盘子，在盘底抹一层油，防止阿胶糕倒入后粘盘，将阿胶糕倒入，常温避光晾凉，再覆盖一层薄膜，放入冰箱冷冻凝固。

第四步分装，取出凝固的阿胶糕，放在砧板上，切成小块，每块 5 克大小，包装好，放入冰箱备食。

三、阿胶糕的食用方法

阿胶糕成人每天服食一块，儿童减半，其余放冰箱保存。服食阿胶糕期间要忌口，如忌生冷食物、萝卜、浓茶等。

阿胶糕适合女士长期服用，由于方中的各味药材都具有抗氧化的作用，因此，具有非常好的美容效果，可以乌黑头发，减少面部的色斑以及皱纹，这也是阿胶糕补血功效的体现。还适用于女性痛经的调理，阿胶糕的补血作用效果好，方中黄酒具有通经活络的功效，正应和了"血行风自灭"的中医理论，所以，阿胶糕适合月经不调的女性长期服用。

儿童也可服食阿胶糕，阿胶糕的补血作用有助于孩子的生长发育，方中的核桃仁有健脑的功效，阿胶滋补肺阴的功效亦有助于改善小儿哮喘。

四、哪些人不适宜食用阿胶糕？

阿胶糕被称为滋补的上品，有助于增强免疫力，提高身体素质，但并非所有人都适合食用阿胶糕，主要有四种体质的人不适宜食用阿胶糕。

1. 经期

经期妇女需要避开经期服用阿胶糕。阿胶善于养血止血，如果妇女正值经期服用阿胶糕则会引起经行不畅，导致月经紊乱。

2. 脾胃虚寒

脾胃虚寒的人不适宜服用阿胶糕。阿胶属于血肉有情之品，具有味厚易生痰湿的特点，如果脾胃虚寒之人服用阿胶糕，则会给消化系统增加负担，不利于养生。

3. 体内有瘀血之证

体内有瘀血之证的人不适合服用阿胶糕。前文说到，阿胶善补血止血，如素体瘀血未除就服用阿胶糕，血瘀的情况会加重。

4. 有其他病症

若患者有其他病症如感冒、腹泻等时，应该停服阿胶糕，不然不利于主病症的恢复，也会使病症迁移。

第九节 中药香囊的制作

　　每到端午节，街头巷尾就会有老人摆起小摊儿，上面挂满了清香的香囊、靓丽的五彩绳，小摊儿边上还插着几株新鲜的艾草，引来老人和孩子争相购买，老人们按照家里的人口数量购买香囊，孩子们则在挑选哪个香囊好看，哪个香囊最香，这都是为了应应这节日的气氛。家里如果有擅长缝纫的长辈，也会给孩子和家人们亲手制作小香囊，里面装上艾草、菖蒲、薰衣草等草药，药物散发的清香让人们感到神清气爽、心旷神怡，大家都很喜欢，年少的孩子也想动手试试，看自己是否也这般心灵手巧能做出香囊。荷包里承装着长辈们热爱生活的心意，也承装着期待孩子们健康成长的愿望。

一、香囊是什么？

　　香囊、荷包都是中药香囊的别称。它的应用历史悠久，自古以来被视为防疫驱虫的有效方法，深受各类人群喜爱和追捧。现代人们将香囊挂在胸前，放在衣柜里、车里或门口，香囊给人们繁忙的城市生活增添了古典意味。

　　人们最早是从什么时候开始佩戴香囊的呢？香囊经历了怎样的变迁、发展史呢？古代的典籍为我们提供了香囊流传、发展、演变的诸多细节。不仅如此，还有很多以香囊为线索的故事也至今仍为人们所津津乐道。

　　香囊是由佩囊演变而来的，古人的衣服上没有口袋，所以将印章、珠宝、钥匙等贵重物品放在一个精美的袋子里，将其佩挂在腰间，这个袋子叫佩囊。后来熏香文化逐渐盛行，人们就将香料放在袋子里随身携带，身边伴有香味，香囊就应运而生。

商周时期，《礼记·内则》记载道："男女未冠笄者，鸡初鸣，咸盥漱，栉縰，拂髦，总角，衿缨，皆佩容臭。"就是说在商周时期，孩子们佩戴容臭拜见长辈是一种日常礼仪。文中提到的容臭就是香囊在这时的名字。

诗人屈原在《离骚》中写道："椒专佞以慢慆兮，樧又欲充夫佩帏。"其中"佩帏"也是指香囊，虽然仅仅是人们随身佩戴的饰品，但在辞中，诗人将其借寓为楚王的权力中心。可见，香囊的使用范围已经很广泛，在当时人们的心中也具有很高的地位。

《孔雀东南飞》中曾写道："红罗复斗帐，四角垂香囊。"可见，香囊一词在这一时期已经开始使用，而且香囊也可放置在床幔帐的四角，作为熏香之用。至此，香囊用途又增多了。

唐代是我国历史上最为兴盛的时期，中外文化的交融使香文化在宫廷和民间盛行开来，唐代的诗歌也多有描述，白居易有诗云："拂胸轻粉絮，暖手小香囊。"于鹄有诗云："青童抱何物，明月与香囊。"香囊的形式也变化为多种多样，有设计精巧的金属熏香球，既能放在袖口里，散发清香，又能做暖手炉使用。

宋代航海技术发达，增进了香的贸易往来，如乳香、没药、沉香等从东亚和欧洲引进过来，我国的麝香也传到了国外，"海上丝绸之路"也被称为"香药之路"。宋代的人们生活富庶，宫廷、官宦、百姓之家都重视日常用香，生活各处都可见香的影子，品香也与斗茶、插花、挂画并称为修身养性的"四般闲事"。陆游在《老学庵笔记》中写道："京师承平时，宗室戚里岁时入禁中，妇女上犊车，皆用二小鬟，持香毬在旁，而袖中自持两小香毬，车驰过，香烟如云，数里不绝，尘土皆香。"香毬就是熏香球，用法同唐代一样，点燃后放于袖中，抬手举臂之间，香气萦绕。

明清时期的《本草纲目》中记载香囊可治病。这一时期，无论官员还是百姓，都随身携带香囊。香囊的制作极为精细多样，有用金银丝线缝制的香囊，也有翡翠、玉制的香盒等。由于当时政府采取闭关锁国的政策，进口香料大大减少，熏香球逐渐退出人们的生活圈。

二、香囊的使用

从古至今，香囊的名字变化了很多次，从最初的容臭、佩帏，到后来的香毬、香包、縢囊、花囊等。随着名称变多，香囊代表的寓意和用途也更为广泛，都包含哪些呢？

佩戴香囊是远古祭祀活动延续下来的礼仪。远古时期，人们通过焚香祈福，逐渐变化为香囊。到周朝，周公作周礼，其中明确了在见长辈的时候，孩子们要佩戴香囊的礼节，而士大夫和读书人日常同样要佩戴香囊。宋代，这个礼节得到了一定发展，官员觐见天子时衣着需带有香气。清代，人们视佩戴香囊为传统，男子将其挂在腰间，女子则将其贴身佩戴。

香囊是男女爱情和婚姻的信物。在封建社会里，儿女私情不能公之于众，女儿家就想到制作香囊向心上人传递爱慕之意与思念之情。先秦时代的人们折取香花香草送给心仪的对象。三国时期的人们将香囊系在肘后，袖底隐隐飘香，能让对方感知到自己的心意。《红楼梦》中的黛玉曾为宝玉亲手做了一个香囊，没看见宝玉戴在身边，误以为宝玉早已将香囊送人，于是生气剪坏了自己的绣品，这时，宝玉忙从怀中取出香囊，哄了黛玉好一会儿才解开了误会。在今天的贵州，布依族的男女结婚时依然有唱荷包歌、要荷包的习俗。

香囊亦是房屋、车马的装饰品。每每社会稳定发展，贸易往来频繁，人们对生活质量要求就会有所提高，因此，香囊的使用范围就更加广泛。贵族们将香囊挂在床的周围和中央，位于正中央的香囊最大，有的可容纳三升香料。人们把香囊挂在床的顶部和床幔的周围，挂在马车的四角，借此体现主人的宁静雅致。

三、"香"气来源

香囊在古人的生活中占有不可或缺的地位，这与香囊中使用药材所发挥的作用密不可分。香囊用药极为讲究，其内承装的药材或香料不同，用途亦有区别，若加入芳香醒神的药材可提神醒脑；加入安神的药材可助眠；加入芳香化湿的药材可祛暑；加入以气味驱虫的药材可驱赶蚊虫，林林总总的各种药材壮大了香囊家族的力量。

香囊中承装药材和焚烧香料散发芳香的味道，正是人们爱它的原因。因它们的生成方式不同，有效成分也不尽相同。

1. 挥发油

艾叶、薄荷、陈皮等，这些药材散发的香味源于其中的有效成分——挥发油。挥发油是一种油吗？它确实是油类成分，但不是一种，挥发油通常为混合物，是多种成分混合的一种状态，存在于植物中的腺毛、油室、油管、分泌细胞、树脂道中。

教科书中定义挥发油为具有芳香气味、可随水蒸气蒸馏而出又不与水相混溶的油状液体的总称。

挥发油是不溶于水的有机化合物，通常为无色或微黄色的透明油状液体，对光、空气和热比较敏感，常温下易自然挥发，涂于纸上挥发不留任何痕迹。常见的挥发油有薄荷醇、桂皮醛、丁香酚、鱼腥草素、大蒜辣素。

这类含有挥发油的药材可以直接作为香囊的原料使用，有的以饮片状装入香囊，有的则磨成粉末再装入香囊。

2. 树脂

檀香、沉香、龙脑香等是名贵的香料，它们通过焚烧的形式让香气较长时间附着于床品衣物上，或使室内环境、身边萦绕着香气，多了馨远悠长的意味，因此备受贵族喜欢。这类香料的有效成分是天然树脂。

药用天然树脂是植物正常生长中分泌的一种物质，通长为多种物质的混合物，呈固体、半固体，少数为液体，在植物体内常与挥发油、树胶、有机酸等混合在一起，混合的成分不同，所分类别亦不同，如松油脂为油树脂，阿魏为胶树脂，安息香为香树脂，牵牛子苷树脂为苷树脂。

树脂广泛存在于植物界，在植物体内的树脂常存在于细胞中或细胞间隙中以及树脂道或木本植物的导管中。树脂通常遇热发黏变软后再熔化，燃烧有浓厚的黑烟及明亮的火焰，有特殊的气味，不溶于水，溶于乙醇、乙醚等有机溶剂。

由于熏香风气的盛行，人们对各种香料的特点进行深入研究，探索出多种香料的配伍调和，出现了香方，后来也称其为"合香"。这类香料通常为富含树脂的原木由炭熏烤焚烧，或是制成线香、盘香等进行焚烧使用。

四、香囊中使用的药材

1. 苍术

苍术，菊科植物茅苍术或北苍术的干燥根茎，主要成分为挥发油，油中含有苍术醇。

功效主治：燥湿健脾、祛风散寒，主治湿阻中焦、脘腹胀满、泄泻、水肿、风湿痹痛、风寒感冒、夜盲、眼目昏涩等症。

2. 佩兰

佩兰，菊科植物佩兰的干燥地上部分，主要成分为挥发油，油中含有对伞花烃。

功效主治：化湿，解暑，主治湿滞中焦、外感暑湿、湿温初起。常与藿香相须使用。

3. 花椒

花椒为芸香科植物花椒或青椒的干燥成熟果皮。主要成分为挥发油，油中含有柠檬烯。

功效主治：温中止痛，杀虫止痒，主治脾胃虚寒，脘腹冷痛，湿疹瘙痒，蛔虫腹痛。

4. 薄荷

薄荷为唇形科植物薄荷的干燥地上部分，主要成分为挥发油，油中含有薄荷醇。

功效主治：发散风热，清利咽喉，透疹解毒，疏肝行气，主治外感风热、头痛目赤、咽喉肿痛、风疹瘙痒、肝气郁滞等。

5. 藿香

藿香，唇形科植物藿香或广藿香的新鲜或干燥的地上部分，主要成分为挥发油，油中含有广藿香醇。

功效主治：芳香化湿，和中止呕，发表解暑，主治暑湿感冒，胸闷，腹痛吐泻。

6. 紫苏

紫苏为唇形科植物紫苏的干燥全草，主要成分为挥发油，油中含有紫苏醛。

功效主治：解表散寒，行气宽中，解鱼蟹毒，主治风寒感冒、脾胃气滞、胸闷不舒和鱼蟹中毒。

7. 肉桂

肉桂为樟科植物肉桂的干燥树皮。有效成分为挥发油，油中含有桂皮醛。

功效主治：补火助阳，散寒止痛，温经通脉，主治肾阳不足、命门火衰、脘腹冷痛、寒疝腹痛、寒凝血滞等症。

8. 丁香

丁香为桃金娘科植物丁香的干燥花蕾，习称公丁香。主要成分为挥发油，油中含有丁香酚。

功效主治：温中降逆，散寒止痛，温肾助阳，主治脾胃气滞、脘腹冷痛、肾虚阳痿。

9. 石菖蒲

石菖蒲为天南星科植物石菖蒲的干燥根茎，主要成分为挥发油，油中含有 α-细辛醚。

功效主治：开窍豁痰，醒神益智，化湿和胃，主治痰蔽清窍、神昏、头晕、耳鸣、湿阻中焦、脘腹胀闷、痞塞疼痛。

10. 山奈

山奈为姜科植物山奈的干燥根茎，主要成分为挥发油，油中含有对甲氧基桂皮酸乙酯。

功效主治：温中止痛，健胃消食，主治脘腹冷痛、胸膈胀满、食积不化等。

11. 檀香

檀香为檀香科植物檀香的树干心材。

功效主治：行气温中，开胃止痛，主治寒凝气滞、胸膈不舒、胸痹心痛、脘腹冷痛、呕吐食少。

12. 沉香

沉香为瑞香科植物白木香含有树脂的木材。

功效主治：温中降逆，纳气平喘，主治脘腹冷痛、呕吐呃逆、气逆喘息、腰膝虚冷等。

13. 冰片

冰片为龙脑香科植物龙脑香树树脂加工品。

功效主治：开窍醒神，清热止痛，主治热病神魂、中风痰厥、气郁暴厥、中恶昏迷、目赤、口疮、咽喉肿痛等。

五、如何自制香囊？

步骤一：缝制布艺香囊一个，选取丝绸质地或棉麻质地的布料一块，可做葫芦形、粽子形、扇形等不同形状的香囊。

步骤二：缝制香囊内囊一个，选无纺布材质，这种材质的内囊密实，不易散落药粉。

步骤三：选取药方，磨成粗粉。

步骤四：依次装入内囊、外囊。

参考文献

［1］林乾良中药［M］．上海：上海科学技术出版社，1997.

［2］田燕，蒋妮．中药学专业知识一［M］．北京：中国中医药出版社，2021.

［3］胥波，谢英彪．轻轻松松学中医：中医入门［M］．西安：西安交通大学出版社，2017.

［4］高学敏，钟赣生．中药学［M］．北京：人民卫生出版社，2013.

［5］刘明辉，楚胜，孙必强．中药学［M］．上海：同济大学出版社，2019.

［6］柳长华．李时珍医学全书［M］．北京：中国中医药出版社，2015.

［7］(清)郝懿行笺疏著．山海经译注［M］．上海：上海古籍出版社，2014.

［8］国家药典委员会．中华人民共和国药典2020版第四部［M］．北京：中国医药科技大学出版社，2010.

［9］许立君，等．现代临床合理用药［M］．长春：吉林科学技术出版社，2017.

［10］张兆旺．中药药剂学［M］．北京：中国中医药出版社，2003.

［11］李永吉．中药药剂学［M］．北京：高等教育出版社，2009.

［12］杨明．中药药剂学［M］．北京：中国中医药出版社，2016.

［13］丁健，吴镭．中国药学科学发展战略与新药研究开发［M］．上海：第二军医大学出版社，1999.

［14］郝近大．鲜品中药及其临床应用［M］．上海：上海科学技术出版社，1996.

［15］李银珠，黄红亮．中药鲜药的应用与思考［J］．中国医药指南，2007，5（10）．

［16］黄燕，娄国菁，张应文，等．鲜药在古代的外用方法［J］．现代中医药，2004（3）．

［17］樊永平．中药常识小百科［M］．北京：中国书籍出版社，1995．

［18］张长兴．壶觞清酌：中华酒文化大观［M］．郑州：中原农民
出版社，2015．

［19］李春深．药酒大全［M］．天津：天津科学技术出版社，2019．

［20］彭成，黄正明．中国临床药物大辞典．中药成方制剂卷（下）［M］．
北京：中国医药技术出版社，2018．

［21］徐兴海．酒与酒文化［M］．北京：中国轻工业出版社，2018．

［22］王渝生，陈丽云．医学史话［M］．上海：上海科学技术文献
出版社，2019．

［23］徐菁晗，朴春丽．从《伤寒论》探赜药食同源亦同味［J］．中
华中医药杂志，2022，37（05）．

［24］贾慧杰．我国药食同源的发展与应用概况分析［J］．现代食品，
2022，28（04）．

［25］孙志云．夯实"药食同源"产业 助力健康中国建设［J］．食品
界，2020（08）．

［26］郭家欣．药食同源理论的基本认识与浅谈［J］．人人健康，
2019（17）．

［27］傅维康．杏林述珍——中医药史概要［M］．上海：上海古籍
出版社，1991．

［28］上海市医学会，上海市医学会医史专科分会组编．岐黄史话
［M］．上海：上海科学技术出版社，2018．

［29］殷佳，潘晔，蔡雪朦，高杉，于春泉．中药传统汤剂、浸膏剂
和配方颗粒剂的比较［J］．中草药，2017（48）．

［30］国家药典委员会．中华人民共和国药典四部［M］．北京：中
国医药科技出版社，2020．

［31］朱建平．中药、方剂［M］．上海：上海科学技术出版社，2020．

［32］杨明．中药药剂学［M］．北京：中国中医药出版社，2016．

［33］田景振．中药传统技能［M］．北京：中国医药科技出版社，
2016．

［34］靳光乾，钮中华，钟方晓，刘善新．阿胶的历史研究［J］．中国中药杂志，2001（7）.

［35］张振平．阿胶制备原料的历史演变及原因探析［J］．中成药，1995，17（7）.

［36］傅超美．全国普通高等中医药院校药学类专业"十二五"规划教材 中药药剂学实验 ［M］．北京：中国医药科技出版社，2018.

［37］蔡宛如．药食同源［M］．杭州：浙江科学技术出版社，2019.

［38］罗兴洪．古今药酒精粹［M］．北京：中国医药科技出版社，2018.

［39］程爵棠．中国药酒配方大全［M］．北京：人民军医出版社，2015.

［40］吴维城．吴维城医论医话选［M］．广州：广东人民出版社，2018.

［41］花海兵，缪黎玮．医心医意："杏林素问"中医健康科普［M］．南京：东南大学出版社，2019.

［42］张伯礼，刘清泉．新冠肺炎中西医诊疗［M］．武汉：湖北科学技术出版社，2020.

［43］傅超美．中药药剂学［M］．北京：中国医药科技出版社，2014.

［44］张奇文．儿科医籍辑要 [M].济南：山东科学技术出版社，2015.